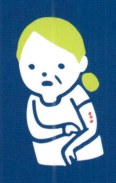
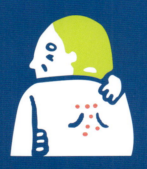
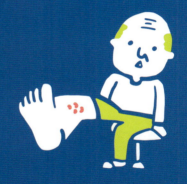

ここが大事！
高齢者皮膚診療のコツとピットフォール

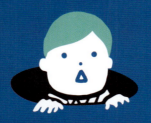

編集
戸倉新樹　秋山真志

南江堂

● 執筆者一覧 ●●●

■ 編　集

戸倉　新樹	浜松医科大学皮膚科
秋山　真志	名古屋大学皮膚科

■ 執　筆 （執筆順）

国定　　充	神戸大学皮膚科
清島真理子	岐阜大学皮膚科
波多野　豊	大分大学皮膚科
山本　俊幸	福島県立医科大学皮膚科
本田　哲也	京都大学皮膚科
大山　　学	杏林大学皮膚科
伊藤　泰介	浜松医科大学皮膚科
室田　浩之	長崎大学皮膚科
川崎　　洋	理化学研究所医科学イノベーションハブ推進プログラム
大谷　道輝	杏雲堂病院診療技術部／薬剤科
磯貝　善蔵	国立長寿医療研究センター皮膚科
藤原　雅雄	浜松医科大学形成外科
鈴木みずえ	浜松医科大学臨床看護学講座
内藤　智義	浜松医科大学臨床看護学講座
古田　良江	浜松医科大学臨床看護学講座
秋山　真志	名古屋大学皮膚科
戸倉　新樹	浜松医科大学皮膚科
橋爪　秀夫	磐田市立総合病院皮膚科
藤山　俊晴	浜松医科大学皮膚科
森脇　真一	大阪医科大学皮膚科
氏家　英之	北海道大学皮膚科
名嘉眞武国	久留米大学皮膚科
石黒　直子	東京女子医科大学皮膚科
種村　　篤	大阪大学皮膚科
谷川　瑛子	慶應義塾大学皮膚科
神人　正寿	和歌山県立医科大学皮膚科
石黒　和守	石黒皮膚科クリニック
佐藤　貴浩	防衛医科大学校皮膚科
廣﨑　邦紀	北海道医療センター皮膚科
影山　玲子	浜松医科大学皮膚科
高山かおる	済生会川口総合病院皮膚科

糟谷　　啓	浜松医科大学皮膚科
河野　通浩	名古屋大学皮膚科
村瀬　千晶	名古屋大学皮膚科
安田　　浩	産業医科大学形成外科
秦　　洋郎	北海道大学皮膚科
白濱　茂穂	聖隷三方原病院皮膚科
幸野　　健	日本医科大学千葉北総病院皮膚科
満間　照之	一宮市立市民病院皮膚科
柴田　章貴	岐阜県立多治見病院皮膚科
間嶋　佑太	静岡市立静岡病院皮膚科
松本　高明	名古屋大学皮膚科
安部　正敏	廣仁会札幌皮膚科クリニック
種田　明生	皮膚科種田医院
袋　　秀平	ふくろ皮膚科クリニック
服部　尚子	なおこ皮膚科クリニック

序　文

　編者が医業に就き始めた頃と比較して，高齢者の患者数・割合は大きく増加し，高齢者は医療の対象として大きな存在となった．これは想定されたこととはいえ，実際にその時代を迎えると，医療現場では驚くばかりである．わが国の高齢者割合は30％に届こうとしており，65歳以上の外来患者割合，入院患者割合，要介護者数，認知症をはじめとする推定有病率などの数字を目の当たりにすると，驚愕し無意識にもう一度数字を追うことになる．皮膚科は全年齢層の患者を対象とするが，近年，当然ながら小児の割合は低下し，高齢者の割合は高くなっている．診療科によっては患者のほとんどが高齢者であり，円滑な診療のために医療そのものに加えてコミュニケーションにも腐心している現状がある．

　皮膚も他の臓器と同様に老化に伴い独特の変化を示す．バリア低下など老人性皮膚変化は種々の炎症性疾患を引き起こし，光老化は腫瘍性病変も引き起こす．また糖尿病など全身性疾患の存在は特有の皮膚病変を誘発する．より全科的には，高齢者の診療に伴って，ポリファーマシー，スキンテア，フレイル，ロコモティブシンドローム，サルコペニア，IADなどという特別の用語が生まれ，医療全体にも波及している．

　一方で高齢者診療は医療のシステムにまで変革をもたらしている．医院や長期療養型病院での診察に加え，在宅医療も高齢者に対する重要な医療の受け皿になっており，それを実践するノウハウも習得する必要がある．これは純粋に医学的な問題というよりも制度の枠内でいかに効果的で効率的な医療を行うかというプラグマティックな課題でもある．

　本書では，加齢と皮膚の変化を鳥瞰し，高齢者皮膚治療の問題点を内科学的・外科学的・看護学的に浮き彫りにし，皮膚疾患での各論と全身疾患とのかかわりを扱い，そして在宅医療の課題を解説した．各項目はこの分野のエキスパートの方々にお願いした．全編を読んでいると高齢者皮膚診療が大きな分野であることに改めて気づかされる．

　コツとピットフォールとして，この分野で特に重要であることにページを割いており，かつ実践的な課題を扱っている．高齢者の医療現場にぜひ本書を置いていただき，困ったときに医学的意味を得て，ベッドサイド情報を吸い上げていただければ幸いである．

　2019年5月

戸倉新樹
秋山真志

目　次

第Ⅰ章　加齢により皮膚はどう変わるか～生理的変化

1. 老化と光老化～長期間の日光照射による変化 ………………… 国定　充 ………2
2. "見た目"はどう変わるか～皮膚の肉眼的な変化 ……………… 清島真理子 ………6
3. バリア機能は落ちるか～皮膚バリアの変化 …………………… 波多野　豊 ……11
4. 皺とたるみのナゾ～真皮の変化 ………………………………… 山本俊幸 ……15
5. 皮膚免疫は低下するか～皮膚免疫の変化 ……………………… 本田哲也 ……19
6. 白髪と薄毛のナゾ～毛髪の変化 ………………………………… 大山　学 ……21
7. 皮膚のアブラはなくなるか～脂腺の変化 ……………………… 伊藤泰介 ……24
8. 汗は出なくなるか～発汗の変化 ………………………………… 室田浩之 ……27
9. 皮膚表面の細菌はどう変わるか～年代ごとの皮膚細菌叢の変化 …………… 川崎　洋 ……29

第Ⅱ章　高齢者治療のコツとピットフォールを知る

1. 内服療法のコツとピットフォール ……………………………… 大谷道輝 ……34
2. 外用療法のコツとピットフォール ……………………………… 磯貝善蔵 ……42
3. 皮膚外科のコツとピットフォール ……………………………… 藤原雅雄 ……47
4. 日常生活指導のコツとピットフォール ……………… 鈴木みずえ，内藤智義，古田良江 ……51

第Ⅲ章　高齢者の皮膚疾患診療のコツを学ぶ

1. 乾燥肌の本質を見極める～老人性乾皮症，尋常性魚鱗癬，皮脂欠乏症 ……… 秋山真志 ……58
2. アトピー性皮膚炎の年齢的変化を考える ……………………… 戸倉新樹 ……64
3. 紅皮症の鑑別の要点は何か ……………………………………… 橋爪秀夫 ……73
4. 高齢者の薬疹の特徴を知る ……………………………………… 藤山俊晴 ……79
5. 薬剤性光線過敏症と原因薬の関係を学ぶ ……………………… 森脇真一 ……86
6. 高齢者の自己免疫性水疱症を捉える～水疱性類天疱瘡 ……… 氏家英之 ……91
7. 高齢者顔面に見られる色素斑を見分ける ……………………… 名嘉眞武国 ……95
8. 高齢者の紫斑の注意点は何か …………………………………… 石黒直子 ……99
9. 高齢者の白斑を見分ける ………………………………………… 種村　篤 ……103
10. うっ滞性皮膚炎の原因を追究する ……………………………… 谷川瑛子 ……109
11. 高齢者の血管腫に気をつける …………………………………… 神人正寿 ……115

第IV章　高齢者皮膚病変のケアを究める

1. 乾燥肌に基づく湿疹のケア ………………………………………………石黒和守 ……122
2. 皮膚瘙痒症のケア ……………………………………………………………佐藤貴浩 ……125
3. 褥瘡ケア ………………………………………………………………………廣﨑邦紀 ……128
4. 下肢うっ滞・下腿潰瘍のケア ……………………………………………影山玲子 ……131
5. フットケア …………………………………………………………………高山かおる ……135
6. 爪病変のケア …………………………………………………………………糟谷　啓 ……139
7. 鶏眼・胼胝のケア …………………………………………………………河野通浩 ……143
8. 疥癬のケア ……………………………………………………………………村瀬千晶 ……146
9. 男性型脱毛症，女性型脱毛症のケア …………………………………伊藤泰介 ……149
10. 脂漏性角化症のケア ………………………………………………………安田　浩 ……152
11. 日光角化症～早期癌病変のケア ………………………………………秦　洋郎 ……155
12. 高齢者帯状疱疹のケア ……………………………………………………白濱茂穂 ……158
13. おむつかぶれのケア ………………………………………………………幸野　健 ……162

第V章　高齢者によく見られる合併症と皮膚病変の関係

1. 糖尿病性潰瘍 …………………………………………………………………満間照之 ……166
2. 透析患者と皮膚病変 ………………………………………………………柴田章貴 ……171
3. 低栄養状態と皮膚病変 ……………………………………………………間嶋佑太 ……174
4. がん患者と皮膚病変 ………………………………………………………松本高明 ……179

第VI章　在宅医療現場における皮膚科的対処の心得

1. 在宅医療者が知っておきたい皮膚の診かた …………………………安部正敏 ……186
2. 皮膚科在宅現場 ………………………………………………………………種田明生 ……191
3. 日本臨床皮膚科医会での在宅医療の取り組み ………………………袋　秀平 ……196
4. 在宅医療の仕組みと診療報酬算定 ……………………………………服部尚子 ……202

[付録] 在宅診療に必要なスキンケア用品・用具，薬剤一覧 ………………安部正敏 ……207

索引 ……………………………………………………………………………………………209

第Ⅰ章

加齢により皮膚はどう変わるか
～生理的変化～

第 I 章　加齢により皮膚はどう変わるか〜生理的変化

1 老化と光老化〜長期間の日光照射による変化

国定　充

ここが大事！

- 痂皮，落屑がない紅斑も日光角化症を疑うべき．ステロイド外用で湿疹性変化を治癒させてから生検するのもよい．
- 臨床像だけから治療方法を選択するのは危険である．必ず病理組織で検討してから治療選択をすべきである．
- 病理組織で表皮全層性に異型性があるからといって「Bowen 病」と診断してはいけない．
- 毛包組織，付属器周囲など深くまで進展している場合は外科的切除が第一選択となる．

1) 基礎的知識

　紫外線による皮膚への影響，特に光老化については Glogau らにより年齢・ステージにより分類されている（表1）．もっともこれらは主に白人を対象にした分類であり，紫外線による皮膚の反応（Fitzpatrick 分類[2]）はわれわれ黄色人種ではより赤くならないという背景があり，通常診療で見られる現象と比して多少若年化している印象を受けるが概ね一致している．総論的には表1のとおり，光老化による皮膚における反応は，皺，色素斑，脂漏性角化症が年齢とともに顕著となる．また，70歳代以上のより高齢者層になると特異的な所見として，頬部の面皰と多数の皺が織り混ざった黄色調局面の Favre-Racouchot 症候群，後頸部の非常に深い皺が多数交錯する cutis rhomboidalis nuchae（項部菱形皮膚）なども認められるようになる．そのなかでも

表 1　Glogau 光老化分類

Type	年齢	光老化ステージ	顔面の皺	他の皮膚所見
I	20歳代から30歳代	初期	○ほとんどない	○軽度の色素沈着 ○脂漏性角化症はない
II	30歳代から40歳代	初期から中期	○鼻唇溝部など表情の変化によって認める	○明らかな色素斑を認め始める ○脂漏性角化症は非常に小さくほとんどわからない
III	50歳代以降	進行期	○表情の変化にかかわらず認める	○多数の色素斑と毛細血管拡張 ○明らかな脂漏性角化症がある
IV	70歳代以降	晩期	○皮膚のほとんどを覆う	○淡黄色光沢，灰色調の変色 ○日光角化症の出現

(Glogau RG: J Geriatr Dermatol 2: 30-35, 1994 [1] を参考に作成)

高齢者における診療のうえで重要な疾患のひとつが皮膚悪性腫瘍であろう．そのなかでも前癌状態である日光角化症（光線角化症）においては，その早期発見，治療が重要で病理診断とともにピットフォールとなりうる．

2) 日光角化症（光線角化症）

　60歳以上の顔面や手背，前腕の伸側においての大豆大くらいまでの持続性の紅斑はまず日光角化症を疑う．鑑別診断として湿疹性変化も考えられるが，問診にて数年間持続して存在していることがわかれば，より日光角化症を想定する．病名のとおり皮疹には表皮の癌化した細胞が増生し角化メカニズムに異常をきたしているので，痂皮・鱗屑が皮疹内にあるかを詳細に観察する．

　しかしながら，日光角化症を疑っても皮疹に角化性変化が認められない非典型例も多い（図1）．その場合，生検までは踏み込めず診断に迷う場合は，顔面であればミディアムクラスのステロイドを外用し，湿疹性変化を否定したうえで日光角化症を疑うという進め方はプロセスとしては間違いではない．ステロイドは1週間程観察すれば十分で，炎症反応のみの湿疹であれば治癒するし，日光角化症であればまったく反応は見られないので，そのことを根拠に日光角化症を確認するための生検に移ればよい．さらに表皮の湿疹性変化を伴った日光角化症などは，ステロイド外用で病変表面の浸軟などが改善し，本来の日光角化症特有の所見が観察しやすくなる．

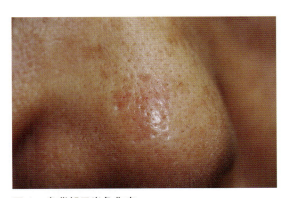

図1　鼻背部日光角化症
　痂皮や鱗屑などがなく境界がやや不明瞭な紅斑を認めるのみ．湿疹性変化を否定できないことも多い．

3) 病理組織診断

　現在日光角化症の治療は大まかに分けて，液体窒素，イミキモドの外用，外科的手術などになるが，治療選択の根拠はあくまで皮膚生検の病理組織所見が前提となることが最も重要である．逆にそのプロセスなくして正しい治療選択はできない．そのためには日光角化症の病理組織における進展のバリエーションを理解する必要がある．

　日光角化症は通常基底層より癌化が始まる．そのメカニズムは完全には解明されていないが，

第Ⅰ章　加齢により皮膚はどう変わるか〜生理的変化

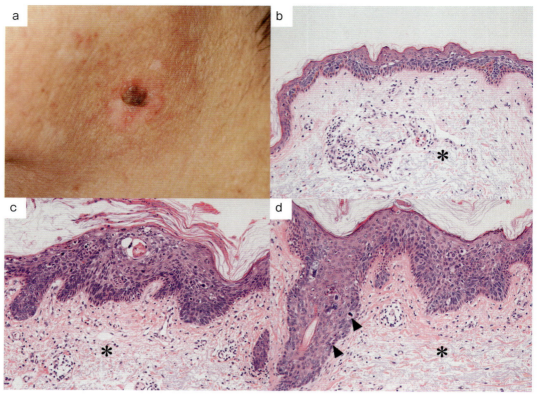

図2　左頬部日光角化症，Bowenoid タイプ
- a：周囲が紅斑で中央が隆起している．
- b：周囲の病変は日光角化症として典型的な基底層中心の異型細胞の増生である．
- c：中央部はそれより進展した全層性の Bowenoid タイプとなっている．
- d：表皮だけでなく毛包上皮にも異型細胞の進展を認める（▲）．
- ＊：いずれも真皮浅層から中層にかけて強い日光変性像を伴っている．

（いずれも×200）

　基底層に存在する幹細胞の遺伝子変異による癌化のイニシエーションが起こることからとされている[3]．よって日光角化症（図2a）の初期病変における表皮内の異型細胞は基底細胞を中心に増生しているが（図2b），病態が進むに従って徐々に異型細胞が表皮全層に及んでくる（図2c）．ここでよく誤解されるのがこれら表皮全層にわたる異型細胞が認められたときに「Bowen 病」という病理組織診断名が用いられるケースを目にするがそれは間違いで，通常四肢，体幹にでき，その要因としてヒト乳頭腫ウイルス感染や砒素などが病因とされる通常の Bowen 病とは違い，紫外線による遺伝子変異が成因の日光角化症が全層に増生したものは正確には「日光角化症 actinic keratosis，Bowenoid タイプ（AKB）」という診断名が正しい[4]．もちろん病理組織上だけでは鑑別するのは困難である．しかし病因が明らかに違うという点，AKB では必ず真皮に日光変性像を認める点などから，日光角化症の病態のステージの違いを反映させる意味で上記病理診断名を用いるべきである．さらに通常 AKB では Bowen 病との病理組織学的鑑別点として，病変は毛包や付属器などにおいて異型細胞の進展は避けるとされるが[5]，実際はその限りではない（図2d，図3b）．

1 老化と光老化～長期間の日光照射による変化

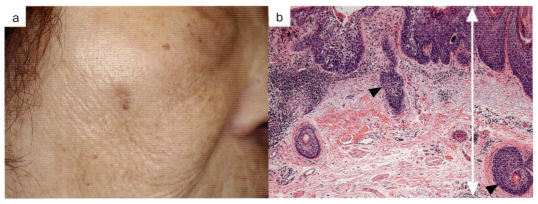

図3 右頬部日光角化症 Bowenoid タイプ
　a：臨床的には深い病変を考えにくい．
　b：実際の病理組織では表皮内の全層性にわたる異型細胞の増生だけではなく，毛包や付属器周囲（▲）に異型細胞が進展しているので，その病変の厚さは1,000μm以上ある（白矢印）（×100）．

4) 治療にあたっての注意点

　治療選択にあたって病理組織像で着目して検討すべき点は主に2つであり，①AKBのタイプであるか，②毛包下部あるいは付属器まで浸潤があるかである．通常，液体窒素あるいはイミキモド外用で治療できる深さは真皮浅層レベルまで（約300μm）である．AKBの場合，病変がそれ以上の厚さになることも多く，そのためイミキモドなどが無効な場合も多いのは当然である[3]．皮疹が軽微であり浸潤を強く触れなくても安易に液体窒素やイミキモドの治療に移るのではなく，病理組織での病変の下方への浸潤を確認すれば外科的切除を第一選択にするべきで，そのうえで，病変の不完全治療により不本意に再発を繰り返すうちに有棘細胞癌に移行させないことが重要になる（図3a, b）．

文献
1) Glogau RG: Chemical peeling and aging skin. J Geriatr Dermatol **2**: 30-35, 1994
2) Fitzpatrick TB: The validity and practicality of sun-reactive skin types I through VI. Arch Dermatol **124**: 869-871, 1988
3) Morris RJ: Keratinocyte stem cells: targets for cutaneous carcinogens. J Clin Invest **106**: 3-8, 2000
4) Ishida H et al: Comparative histochemical study of Bowen's disease and actinic keratosis: preserved normal basal cells in Bowen's disease. Eur J Histochem **45**: 177-190, 2001
5) Yu A et al: Association between the clinical and histopathological classifications of actinic keratosis and the efficacy of topical imiquimod treatment. J Dermatol **45**: 496-500, 2018

第Ⅰ章　加齢により皮膚はどう変わるか～生理的変化

2 "見た目"はどう変わるか～皮膚の肉眼的な変化

清島真理子

ここが大事！

- 加齢による皮膚変化が生理的か病的かを見極める．
- 加齢変化の機序を知る（肌理の荒れは表皮・角層の変化，皺は真皮弾性線維の変性，たるみは支持組織の減少による脂肪，筋の下垂）．
- 加齢変化の客観的評価法を知る．

1) 基本的知識

　高齢者医療において，"見た目"は生活機能，心理環境，社会的人間関係などの面で重要度を増しており無視できない．"見た目"の老化度が高いほど，生命予後，心血管系イベントなどをもとにした予後が悪い[1,2]というデータも報告されている．個人差があるものの，高齢者の皮膚には加齢による何らかの形態的変化が見られる．それが生理的範囲か病的変化かを見極める必要がある．両者はしばしば合併するが，後者では治療を要することもある．高齢者皮膚の形態的あるいは機能的な加齢変化は，皮膚そのものの老化（生理的老化や光老化），全身的機能低下，全身性疾患の合併などが複合的に関与する．

　まず，加齢による皮膚の生理的変化を知ることが大切である．加齢による変化は皮膚を構成する角層，表皮，色素細胞，真皮線維芽細胞，膠原線維，弾性線維，血管，毛，汗器官，免疫細胞などすべての構造，細胞に起こる．さらに光老化はこれらの加齢変化に重要な役割を果たす．高齢者によく見られる加齢性皮膚変化を表1，図1，図2に示す．

2) 加齢による皮膚の肉眼的な変化

　"見た目"には，皮膚，容貌，体形の3要素が大きく関与する．皮膚には多数の変化を生じるが，肌理の荒れ，皺，たるみ，くすみ，"しみ"，毛髪が重要な要素である．

　加齢により表皮ではターンオーバーが遅くなり角層貯留が起こる．また，角層皮脂腺由来脂質，角層細胞間脂質，天然保湿因子の減少により，角層バリア機能低下，ドライスキンを生じる．さらに痒みを感じるC線維神経終末が皮膚の乾燥に伴い表皮内にまで伸びて，外界のわずかな刺激で痒みを感じるようになる．このような角層，表皮の変化が肌理の荒れや老人性乾皮症を引き起こす．

　皺には光老化および生理的老化による小皺（ちりめん皺），皮下組織の萎縮性変化による大皺（刻まれ皺），表情筋の収縮による表情皺がある．皺は加齢や光老化に伴って起こる変性弾性線維の真皮での増加により形成される．同時に膠原線維，細胞外基質の減少も起こり，皮膚の菲薄化，弾力低下を呈する．顔面の表情皺は筋肉の走行と垂直に皮膚に深い溝を形成する．

6

2 "見た目" はどう変わるか〜皮膚の肉眼的な変化

表1　高齢者によく見られる主な加齢性皮膚変化

I. 皮膚そのものの加齢変化	A. 主に生理的老化	1. 皺 2. くすみ，黄ばみ，色むら 3. 皮膚の菲薄化 4. 老人性乾皮症 5. 発汗の減少 6. 男性型（壮年性）脱毛，老人性脱毛 7. 耳毛，鼻毛，眉毛の長毛化 8. 白髪，白毛，老人性白斑 9. 爪甲の縦溝，粗造化 10. 老人性血管腫，口唇静脈湖 11. 老人性脂腺増殖症 12. 老人性紫斑 13. 臀部角化性苔癬化皮膚 14. 創傷治癒の遅延
	B. 主に光老化	1. 皺 2. くすみ 3. 老人性色素斑（日光黒子），"しみ" 4. たるみ 5. 項部菱形皮膚 6. 日光角化症，Bowen 病 7. 老人性面皰，Favre-Racouchot 症候群
II. 全身的加齢変化に伴う皮膚変化	臓器機能低下による	1. うっ滞性皮膚炎，静脈瘤症候群（静脈性循環不全） 2. 陰嚢被角血管腫（静脈圧異常） 3. 鶏眼・胼胝（運動機能低下） 4. 褥瘡（運動機能低下） 5. 熱傷（感覚機能低下） 6. 女性の皮脂分泌，腋毛・陰毛の減少（デヒドロエピアンドロステロン（DHEA）低下） 7. 女性皮膚の加齢変化（エストロゲン低下）

　たるみは顔面皮下脂肪の重力方向での下垂によって起こる．顔面の皮下脂肪と皮膚は深部で咬筋，側頭筋などの顔面表在性筋膜（superficial muscular aponeurotic system：SMAS）や骨と付着するが，均等に接着しているわけではなく皮下組織支持靱帯（retaining ligament）により固定されている．加齢変化や光老化で起こる支持組織の減少により顔面の脂肪組織，筋肉が下垂する．骨も萎縮・後退すると線状の陥凹を形成する．

　くすみに明確な定義はないが，一般的には皮膚の色調の変化，明るさの変化，色むらなどを指す．"しみ" は肝斑，老人性色素斑（日光黒子），雀卵斑，脂漏性角化症，後天性真皮メラノーシスなどの色素斑の総称である．加齢による変化としては，老人性色素斑，脂漏性角化症があげられる．色素細胞のメラニン産生は α メラノサイト刺激ホルモン（α MSH），線維芽細胞成長因子（bFGF），カルシトニン遺伝子関連ペプチド（CGRP），エンドセリンにより刺激される．紫外線によってメラニン産生が増加し，増加したメラニンは周囲の表皮細胞に transfer され色素沈着を生じる．

A. 加齢による皮膚変化の評価

　加齢による皮膚変化は複合的な項目により客観的に評価される．

第 I 章 加齢により皮膚はどう変わるか～生理的変化

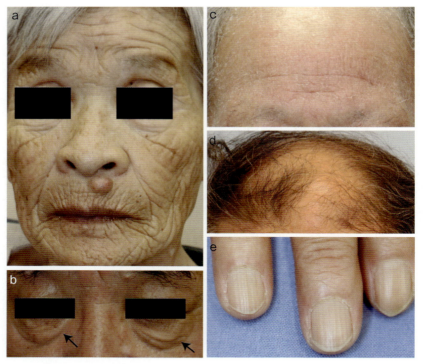

図1 主な加齢性皮膚変化（1）
　a：額の水平皺，眉間の縦皺，下眼瞼皮膚のたるみ，上下口唇部の縦皺，頬の水平皺，口唇の菲薄化，口角の下垂，鼻唇溝明瞭化，頬おとがい線の明瞭化．
　b：下眼瞼のたるみ（袋状眼瞼）（矢印），眼瞼下垂．
　c：老人性乾皮症．
　d：頭頂のびまん性脱毛，軟毛化．
　e：爪甲縦溝．

a）肌理，毛孔の評価

　肌理はレプリカの画像から皮溝を調べるレプリカ法とビデオマイクロスコープや直接3D計測装置で計測する方法がある．日常臨床ではダーモスコピーでも評価できる．皮丘・皮溝の変化，透明感，色調，毛孔の開大を測定する．テープストリッピングで角層を剥離して，形態観察や角層あるいは表皮蛋白を計測する方法もある．

b）色素斑の評価

　色彩計や紫外線を用いた画像などにより皮膚の明度や色調を評価する．

c）角層水分量，経皮水分喪失量（TEWL），皮表脂質量，皮表pHの測定

　肌理の形成には皮膚の乾燥（ドライスキン）が大きな役割を果たしており，角層水分量，経皮水分喪失量（transepidermal water loss：TEWL），皮表脂質量，皮表pHの測定により角層バリア機能，保湿能を評価する．

d）皮膚画像解析システム（ロボスキンアナライザー®，VISIA Evolution®，AURORA®，Beauty Explorer®など）

　a）～c）の項目を測定し，画像解析により皮膚の変化を総合的に解析する機器である．適当な

2 "見た目"はどう変わるか〜皮膚の肉眼的な変化

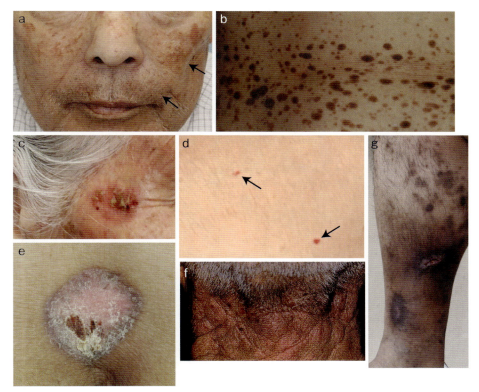

図2 主な加齢性皮膚変化（2）
- a：頬，上口唇部の老人性色素斑（矢印）．
- b：多発性脂漏性角化症．
- c：Bowen 病．
- d：老人性血管腫（矢印）．
- e：臀部角化性苔癬化皮膚．
- f：項部菱形皮膚．
- g：うっ滞性皮膚炎．

照明のもとで撮影された顔面の高精度画像，高解像度のマイクロスコープを用いた皮膚表面の撮影画像を主体に，角層水分量やTEWLなどの種々のデータを加え解析して可視化する．これらから肌年齢を求めたり，さらに顔面骨の骨変化，脂肪組織や筋肉の減少，支持組織のゆるみなども数値化しコンピュータプログラムを用いて容貌年齢を求めることも可能になってきた．

e）共焦点レーザー顕微鏡検査

共焦点レーザー顕微鏡の対物レンズを皮膚に当てることにより，皮膚表面の状態，角層あるいは表皮の厚さ，基底細胞のサイズ，基底層の色素量，真皮乳頭層の厚さ，膠原線維の変化などをより詳細に観察できる．

f）皮膚の弾力性，血流の測定

それぞれCutometer，レーザードプラ法を用いた血流計により測定する．

g）老化に関与する遺伝子発現

老化では皮膚バリアに関する遺伝子や脂質生合成および表皮分化に関与する遺伝子の発現が

減少，酸化ストレスに関する遺伝子の発現が増加，抗酸化防御の遺伝子発現の減少が報告されている．また，膠原線維合成を抑制し matrix metalloproteinase（MMP）を増加させる cysteine-rich protein 61（CCN1）遺伝子の発現増加も報告されている．これらの遺伝子発現を検討することも今後は老化マーカーとなりうると考えられる．

文献
1) Christensen K et al: Perceived age as clinically useful biomarker of ageing: cohort study. BMJ **339**: b5262, 2009
2) Christoffersen M et al: Visible age-related signs and risk of ischemic heart disease in the general population: a prospective cohort study. Circulation **129**: 990-998, 2014

3 バリア機能は落ちるか～皮膚バリアの変化

波多野　豊

ここが大事！

- 定常状態での透過性バリア機能は維持されているが修復能が低下している．
- 角層の水分量は低下しており，鱗屑が多く硬くて亀裂が生じやすい．
- 抗菌バリア機能が低下している．

1) 高齢者のバリア機能

　高齢者の皮膚では，角層透過性バリア機能の修復力と角層水分量が低下し，それを補うように角層固着性が増加している．したがって，経皮的水分蒸散量を指標とした場合，定常状態では，角層透過性バリアは保たれているが，湿度の低下などの角層バリア機能を脅かす環境変化が生じた場合に容易に透過性バリア機能が低下し皮膚炎が生じやすくなる．さらに，角層透過性バリア機能低下は抗菌バリア機能低下とリンクしうる（図1）．

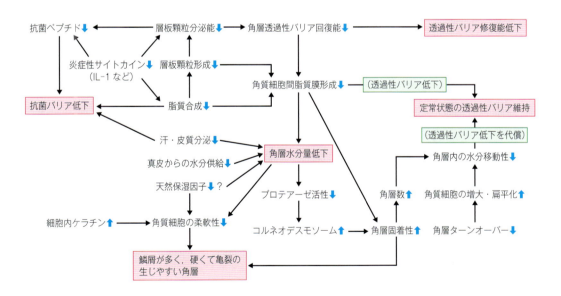

図1　高齢者で起こりうるバリア機能変化

2) 角層透過性バリア機能

A. 角層透過性バリア機能の構築（図2）

　透過性バリア機能を主に担うのは角層であり，皮膚にいかなる変化が起きようとも角層が正常であれば透過性バリア機能は低下しない．しかし，角層バリア構築過程，すなわち表皮の角化や顆粒層のタイトジャンクションバリアが炎症などの影響で低下すると，角層バリア機能は低下する．すなわち，角層バリア機能は，その下層の皮膚構造（表皮，真皮）の状態に強く影響される．

　角層透過性バリアの中心を担う角質細胞間脂質膜の構築は，層板顆粒からの脂質の前駆体とそれらを修飾するプロセッシング酵素の分泌によって始まる．一方，角質細胞間脂質膜は，ロリクリン，インボルクリンなどの分化関連蛋白からなる周辺帯にセラミドが結合して形成されるcorneocyte-bound lipid envelopeを足場として構築される．したがって，分化関連蛋白は角質透過性バリア機能の構築に重要である．

B. 高齢者における角層透過性バリア修復能の低下（図1）

　高齢者では，層板顆粒や角質細胞間脂質の減少が観察されている[1]．さらに，角層透過性バリア機能が破壊されたあとの修復能が，高齢マウスでは低下していることが観察された[2]．そもそも，層板顆粒の形成やセラミドなどの脂質合成能が低下しているうえに，角層バリア修復過程で必要な層板顆粒の分泌能低下が関与していると考えられる．角層透過性バリア修復反応の駆

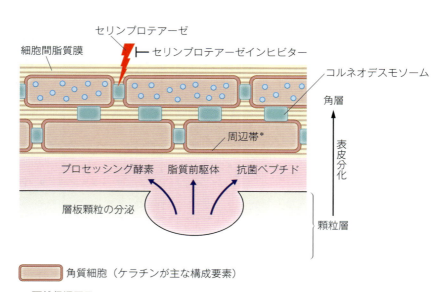

図2　角層バリアの構成要素

動に重要な角層バリア傷害時のIL-1αなどの炎症性サイトカインの分泌・産生が，高齢者では低下していることが一因と考えられている[2].

3) 角層水分量

A. 角層水分量を規定する因子

フィラグリンの分解産物の様々なアミノ酸は天然保湿因子として機能する（図2）．汗にも天然保湿因子が含まれている．角質細胞間脂質も保湿能を有している．真皮からの水分供給能力も角層水分量に影響を及ぼすと考えられる.

B. 高齢者における角質水分量の低下（図1）

高齢者皮膚では角層水分量の低下が観察されている．発汗量や皮脂膜の形成低下や真皮におけるヒアルロン酸や毛細血管の減少などによる真皮からの水分供給量低下，さらには，角層細胞間脂質の低下が，角層水分量低下に関与すると考えられる[1]．天然保湿因子については，低下しているという報告と代償性に増加しているという報告がある[1,3].

4) 角質細胞の性状と固着性

A. 角質細胞の性状と固着性を規定する因子（図2）

角質細胞はケラチンが充満した核を有しない細胞で，分化関連蛋白により構成される周辺帯により形状が維持される．角質細胞間同士の固着性は，角層に特異的な細胞間接着装置であるコルネオデスモソームにより担われ，角質細胞間脂質膜も固着性を修飾する因子となる．コルネオデスモソームは分解酵素のセリンプロテアーゼそのインヒビターの酵素活性のバランスによって制御されている.

B. 高齢者における角質細胞の性状と固着性（図1）

高齢者の皮膚では，細胞内のケラチン量が増加し，角質細胞が硬くなる．また，天然保湿因子の低下はケラチンの流動性を低下させ角質細胞の固さの増強に寄与しうる．高齢者の皮膚では角層のターンオーバーの低下により，大きく，平坦な角質細胞の割合が増加する[1]．プロテアーゼ活性の低下によるコルネオデスモソームの増加により角層固着性が増加し，角質細胞間脂質膜の低下もその固着性増加を促進する．これらの結果，水分移動性の低下した角層となり角層数も増加する[4]．結果として，透過性バリアは維持されるが，鱗屑が多く柔軟性を失い亀裂が生じやすい角層となる.

5) 抗菌バリア機能

角層は，汗や皮脂などとともに抗菌バリア機能を担う．角層における抗菌バリア機能を担う因子として，表皮角化細胞により産生され層板顆粒から分泌される抗菌ペプチド[5]（図2）や角

質細胞間脂質のセラミドの代謝産物であるスフィンゴシンなどが知られている．高齢者の皮膚では，前述のように発汗や皮脂の低下，セラミドなどの脂質の合成低下，さらには層板顆粒分泌の低下があり，細菌やウイルスに対する防御能が低いと考えられる（図1）．保湿薬の使用は層板顆粒の分泌を促進させ抗菌バリアも回復させる．

6）皮膚バリア機能低下の影響

　角層透過性バリア機能の傷害が持続すると，表皮からの炎症性サイトカインの産生，分泌を誘導・促進し炎症が生じやすくする．高齢者における層板顆粒分泌低能低下は抗菌バリアの十分な供給を阻害し感染症に対する抵抗力を低下させると考えられる．角層水分量の低下は，角質細胞の柔軟性を低下させ，角層に亀裂が生じやすくなるだけでなく，皮膚バリア機能構築に重要な酵素群の活性を低下させることにより，透過性バリアの構築に負の影響を及ぼすと考えられる（図3）．

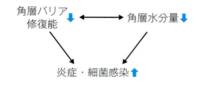

図3　皮膚バリア機能低下の影響

文献

1) 種井良二：Skin aging—乾燥肌に対するケア．MB Derma **267**: 42-50, 2018
2) Elias PM et al: The aged epidermal permeability barrier: basis for functional abnormalities. Clin Geriatr Med **18**: 103-120, 2002
3) Engebretsen KA et al: Changes in filaggrin degradation products and corneocyte surface texture by season. Br J Dermatol **178**: 1143-1150, 2018
4) Biniek K et al: Understanding age-induced alterations to the biomechanical barrier function of human stratum corneum. J Dermatol Sci **80**: 94-101, 2015
5) Aberg KM et al: Psychological stress downregulates epidermal antimicrobial peptide expression and increases severity of cutaneous infections in mice. J Clin Invest **117**: 3339-3349, 2007

4 皺とたるみのナゾ〜真皮の変化

山本俊幸

ここが大事！

■ 皮膚の老化には内因性老化（自然老化）と外因性老化とがあり，内因性と外因性の老化が絡み合って，皮膚の老化が起きてくる．

■ 外因性老化に影響を及ぼす因子には，紫外線，埃，乾燥，煙草の煙，などの環境因子があるが，なかでも光老化が最も関与する．

■ 紫外線のうち波長が長い UVA の一部は，真皮深層まで到達し，細胞外基質蛋白にも影響を及ぼす．真皮線維芽細胞は自然老化あるいは光老化の影響を受け，コラーゲンの産生が低下し，細胞外基質蛋白分解酵素（matrix metalloproteinase）が上昇する．

■ 皺のできる機序は，表皮-真皮接合部の萎縮や平坦化，IV型・VII型コラーゲン，酸性ムコ多糖，皮下脂肪織の減少，などが考えられている．

■ たるみの形成機序は，重力による説と，皮下脂肪織の量的減少による説とがある．

1) 内因性老化と外因性老化

皮膚の老化は，内因性老化（intrinsic aging, chronological aging, endogenous aging）と外因性老化（extrinsic aging）とがある．前者は遺伝的素因，人種，スキンタイプ，後者は紫外線，埃，煙草，大気汚染，乾燥，などの影響を受ける．光老化は外因性老化の代表であり，真皮も光老化の影響を多大に受けるが，別項にあるため本項ではできる限り割愛した．

2) 真皮の老化

内因性の老化は，表皮の菲薄化，表皮有棘層の萎縮，真皮の菲薄化，細胞外基質蛋白の減少，線維芽細胞の減少・機能低下，微小血管の減少，脂肪組織の萎縮，付属期（脂腺，汗腺）の減少・機能低下，など様々な変化をきたす[1]．真皮は乳頭層と網状層からなり，前者は疎な結合織，後者は密にパックされた結合織を呈する．老化により真皮は萎縮し，膠原線維束は細くなり，膠原線維間の隙間も目立ってくる．老化した線維芽細胞では，種々のストレスにより mitogen-activated protein（MAP）kinase 活性が上昇し AP-1 の発現が亢進した結果，matrix metalloproteinase（MMP）の発現が増加しコラーゲンの分解が優位になることや，TGF-β に対する反応も減弱することなどによりコラーゲン合成が低下する機序が想定されている[2]．また，老化した線維芽細胞は大きさが縮小し，形態も紡錘形から丸みを帯びた形に変化してくる．機械的張力（mechanical tension）も低下し皮膚の張りがなくなってくるが，これは老化した線維芽細胞では TGF-β II型受容体が低下することにより SMAD を介するシグナル伝達が損なわれることや，paxillin〔線維芽細胞が細胞外基質蛋白とシグナル伝達をする際に使われる接着斑（focal adhe-

第Ⅰ章　加齢により皮膚はどう変わるか〜生理的変化

sion）〕が減少することによる機序が考えられている.

3) 膠原線維の加齢変化

　線維芽細胞の老化によりコラーゲン産生能力が低下し，代わってコラーゲン分解酵素の発現が亢進する．さらに，tissue inhibitor of metalloproteinase（TIMP）-1 の発現も低下し，コラゲナーゼの活性が上昇する．このような，線維芽細胞からのコラーゲン，TIMP の発現減弱と MMP の発現亢進は，自然老化でも光老化でも共通して見られる．その機序は，TGF-β/SMAD/CTGF のシグナル伝達経路における機能低下が想定されている．コラーゲンが少なくなると皮膚は薄くなる．膠原線維のなかではコラーゲン線維が最も多く，強度を担っていて外力に対する防御の役割をしている．膠原線維が増えると皮膚は硬くなり，減ると皮膚は脆弱になる．紫外線の影響の少ない腋窩の皮膚を，若年者と老年者とで観察すると，若年者ではコラーゲン線維が豊富で整然と密にパックされているのに対し，80 歳以上の高齢者では膠原線維は断裂し，配列も乱れていた[3].

　線維芽細胞からのコラーゲン代謝を制御する因子は多数あるが，そのなかで cysteine-rich protein 61（CCN1）は自然老化，光老化した皮膚のどちらでも発現が亢進している[3]．これは ROS の長期曝露によるとされており，CCN1 は TGF-β を downregulate することによって膠原線維の合成を抑制し MMP を upregulate することによりコラーゲンの分解を促進する．このように CCN1 を中心とする真皮内の老化関連微小環境（age-associated dermal microenvironment）という用語も提唱されている[3].

4) 弾力線維の加齢変化

　弾力（弾性）線維は，主にエラスチン（とその周囲のミクロフィブリル）からなり，分子間架橋構造をとっている．ミクロフィブリルの主成分は fibrillin である．真皮乳頭層ではエラスチンは表皮と垂直方向に走り，oxytalan fiber と一緒になる．真皮網状層ではエラスチン線維は厚くなり表皮と平行に走る．エラスチンやミクロフィブリル蛋白の欠損による疾患が皮膚弛緩症で，先天性のものと後天性のものがある．組織学的に弾力線維が変性し，皺やたるみが著明になる（図 1a, b）.

5) 皺の生じるメカニズム

　皺（wrinkle）は加齢（40 歳以降）とともに，Langer 割線に沿って現れてくる（図 2）．初期はまだ元に戻りうる表在性の変化，次いで表情をつくるときに見られる皺，完成されると襞（ひだ）（fold）となる．皺を病理組織学的に検討した報告によると，皺の一番深い箇所では表皮の厚さが最も薄くなる[4]．そこではフィラグリンやトランスグルタミナーゼの発現が減弱し分化能が低下して見られ，角層は肥厚していた．表皮突起や真皮乳頭の消失により表皮–真皮接合部は平坦化し線状になる．同部にある Ⅳ型，Ⅶ型，ⅩⅦ型コラーゲンの減少により接合部は薄くなり両者

16

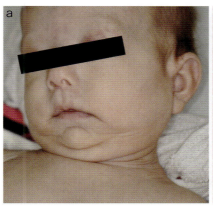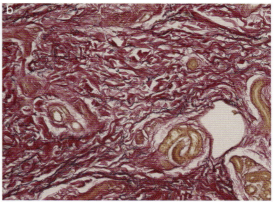

図1　先天性皮膚弛緩症
　a：皮膚弛緩症（常染色体劣性型）で見られる深い皺．
　b：病理組織像（エラスチカワンギーソン染色）．弾性線維は細いもの，枝分かれしたもの，短く断片化したものが見られ，数も減少している．

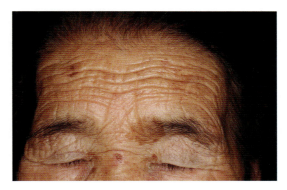

図2　高齢女性の額に深く刻まれた皺
　日光角化症も見られる．

の結合が疎になるために皺が形成される．皺の下層の真皮では，膠原線維は萎縮し，酸性ムコ多糖も減少して見られる．また，特に露光部位では弾力線維が塊状に見られる（光線性弾力線維変性）．

　皺の形成は，表皮・真皮の変性による弾力性の低下によるといわれている．線維芽細胞由来のエラスターゼは，皺やたるみ（sagging）の形成に重要とされる．特にエラスチンのうちのミクロフィブリルである oxytalan fiber の形態や数の異常が皺の深さと相関する．oxytalan fiber は露光部皮膚で減少して見られ，皺の底辺部で特に少ない．また，目尻の皺の深さは MMP promoter 遺伝子変異を持つ人に顕著に見られるとの報告もある．

6）たるみのメカニズム

　皮膚がたるんでくる機序として，重力によるとする考えと，脂肪織の量的な減少によるとす

第Ⅰ章 加齢により皮膚はどう変わるか〜生理的変化

る考えがある[5]．たとえば，顔であれば，繰り返し筋肉（表情筋など）を動かすことにより，真皮を深部組織に固定する支持組織（skin ligament）が弱くなったり内因性老化により減少した結果，重力により軟部組織が下垂するとされている．また，高齢者では脂肪萎縮や量的な減少が見られ，さらに粘弾性の復元力（張力）低下も加齢とともに見られてくるため，たるみが生じてくると考えられている．

文献

1) Zouboulis CC, Makrantonaki E: Clinical aspects and molecular diagnostics of skin aging. Clin Dermatol **29**: 3-14, 2011
2) Kohl E et al: Skin ageing. J Eur Acad Dermatol Venereol **25**: 873-884, 2011
3) Quan T, Fisher GJ: Role of age-associated alterations of the dermal extracellular matrix microenvironment in human skin aging: a mini-review. Gerontol **61**: 427-434, 2015
4) Contet-Audonneau JL et al: A histological study of human wrinkle structures: comparison between sun-exposed areas of the face, with or without wrinkles, and sun-protected areas. Br J Dermatol **140**: 1038-1047, 1999
5) Haydont V et al: Age-related evolutions of the dermis: clinical signs, fibroblast and extracellular matrix dynamics. Mech Ageing Dev **177**: 150-156, 2019

5 皮膚免疫は低下するか〜皮膚免疫の変化

5 皮膚免疫は低下するか〜皮膚免疫の変化

本田哲也

ここが大事！

- 皮膚は重要な免疫臓器のひとつである．
- 加齢とともに皮膚の免疫細胞機能は様々に変化する．
- 加齢により皮膚免疫は低下する傾向がある．

1) 基本的知識

皮膚は生体が外界と接する最前線の臓器である．外界からの様々な異物侵入から生体を防御するため，皮膚は独自の免疫系を構築し，重要な免疫バリアとしての機能を担っている．

皮膚は大きく表皮，真皮，脂肪組織に分類され，それぞれの層に固有の免疫細胞が常在しているが，特に表皮，真皮で様々な免疫反応が生じる．

A. 表皮の主要な免疫細胞とその機能 （表1）

①ケラチノサイト：表皮を構成する主要細胞群である．外界からの抗原刺激やT細胞からのサイトカイン刺激を受けて，様々なサイトカイン・ケモカインなどが産生され，周囲の免疫細胞に作用し，それら細胞の活性化程度や遊走機能などを制御して，免疫反応に大きく影響する．

②ランゲルハンス細胞：表皮の代表的抗原提示細胞である．近年の研究では，刺激・抗原の種類により免疫反応を正・負の両方に制御する機能を有していることが明らかとなりつつある．

③レジデントメモリーT細胞：炎症が生じて皮膚に浸潤したT細胞の一部はその後数年以上にわたり皮膚へ定着する（レジデントメモリーT細胞）．皮膚免疫の恒常性維持，様々な皮膚疾患の病態形成に関与していると考えられている．

表1 皮膚の主要免疫細胞

	常在する細胞	炎症（浸潤）細胞
表皮	ケラチノサイト ランゲルハンス細胞 レジデントメモリーT細胞	好中球，単球，好酸球，好塩基球， T細胞，自然リンパ球など
真皮	真皮樹状細胞 内皮細胞（血管，リンパ管） 肥満細胞 マクロファージ T細胞（レジデントメモリーT細胞，制御性T細胞） フィブロブラスト	

I 生理的変化

19

第 I 章　加齢により皮膚はどう変わるか〜生理的変化

B. 真皮の主要免疫細胞とその機能（表1）

①真皮樹状細胞：複数のサブセットに分かれ，ヒトでは少なくとも2種類以上のサブセットが同定されている．遊走能，抗原提示能が高く，皮膚局所およびリンパ節で最も重要な皮膚抗原提示細胞と考えられている．T細胞の分化方向を大きく規定する．

②肥満細胞：ヒスタミンや血小板活性化因子（PAF）など様々な炎症惹起物質を豊富に顆粒に持ち，また多彩なサイトカイン産生能を持ち，様々な炎症性疾患に関与する．

③マクロファージ：異物の貪食を行い，抗原提示能も持つ．免疫応答を正・負の制御を行っている可能性が指摘されている．

④その他の皮膚構成細胞：その他の皮膚構成細胞も炎症時には様々なサイトカインを産生し，免疫反応の促進・調節を行っている可能性がある．

2) 加齢による変化

　高齢者には，若年者と比べ様々な皮膚悪性腫瘍が発生する．また蜂窩織炎，真菌症など様々な皮膚感染性疾患の頻度も増加するとされる[1]．これらの事実からは，加齢により一般に皮膚免疫は低下すると考えられる．ここで，加齢による生体の変化はホルモンバランス，代謝，遺伝的要因などの内的要因，紫外線などの外的要因など極めて多種多様な要因が関係し，さらにそれらの要因が，上記含めた多様な免疫細胞群に作用するため，加齢による皮膚免疫低下メカニズムを本項でレビューすることは困難であるが，代表的な推定メカニズム・変化の例を表2に紹介する[2〜5]．類天疱瘡など高齢者に多い自己免疫性疾患や，難治性の湿疹性皮膚症状にも，これらの変化が関与している可能性がある．

表2　加齢に伴う皮膚免疫細胞・免疫反応変化の報告例

・Th2優位な傾向[3]
・遅延型反応（Th1）の低下[2]
・Toll様受容体シグナルへの反応性低下[4]
・樹状細胞機能（抗原提示能，遊走能など）低下[1,5]
・制御性T細胞の割合増加[5]

文献

1) Zouboulis CC, Makrantonaki E: Clinical aspects and molecular diagnostics of skin aging. Clin Dermatol **29**: 3-14, 2011

2) Vukmanovic-Stejic M et al: Immune responses in the skin in old age. Curr Opin Immunol **23**: 525-531, 2011

3) Gregg R et al: The number of human peripheral blood CD4+ CD25high regulatory T cells increases with age. Clin Exp Immunol **140**: 540-546, 2005

4) Shaw AC et al: Dysregulation of human Toll-like receptor function in aging. Ageing Res Rev **10**: 346-353, 2011

5) Agius E et al: Decreased TNF-alpha synthesis by macrophages restricts cutaneous immunosurveillance by memory CD4+ T cells during aging. J Exp Med **206**: 1929-1940, 2009

6 白髪と薄毛のナゾ〜毛髪の変化

大山　学

ここが大事！

■ 加齢に伴う代表的な毛髪の変化は薄毛と白髪である.

■ 加齢による薄毛は男性型・女性型脱毛症と異なり特定のパターンを示さずびまん性である.

■ 加齢に伴う毛髪の変化の原因は上皮幹細胞, 色素幹細胞の枯渇による毛包のミニチュア化, 色素細胞の減少にある.

1) 基礎的知識

毛包は成長期, 退行期, 休止期からなる毛周期を繰り返し自己再生する. それを支える毛包上皮幹細胞は成長期毛の立毛筋付着部であるバルジ領域に存在する. 色素幹細胞はそのやや下方に存在する[1].

成長期毛包下端の毛球部では毛乳頭からのシグナルを受け, 毛母細胞が分裂し毛髪が伸長する. 同部位には色素細胞も存在し, ケラチノサイトにメラニンを供給して毛髪に色素が沈着する[1].

毛包上皮幹細胞から分泌される TGF-β が色素幹細胞での MITF の発現を抑え, 未幹細胞の特性を維持する. また, 毛包上皮幹細胞は COL17A1 などの接着分子の発現や WNT, BMP, FGF などのシグナル経路により維持されている[2].

2) 加齢による変化

毛髪が薄くなる(密度の低下, 毛の太さの減少), また白髪になること(図1a)は加齢に伴う代表的な毛髪の変化であろう[1]. さらに加齢により毛髪の物理的強度は次第に損なわれ脆弱となる[1].

A. 薄毛

加齢に伴い進行する脱毛症の代表として, 前頭部あるいは頭頂部に特定の薄毛のパターンを呈する男性型脱毛症, 女性型脱毛症がある. 女性型脱毛症ではホルモン依存性に症状を呈している症例は一部と考えられており, 男性ホルモンがその病態に大きな役割を果たす男性型脱毛症とは分けて考えられているが, 両者に共通するのは毛周期の異常による毛包のミニチュア化である[1].

加齢により薄毛が通常より目立つ現象(図1a)を老年性脱毛症(senescent alopecia)と呼ぶ. 完全に確立した概念とまでいえないが, 50歳以上で男性型脱毛症の家族歴が明らかではない者

第Ⅰ章　加齢により皮膚はどう変わるか〜生理的変化

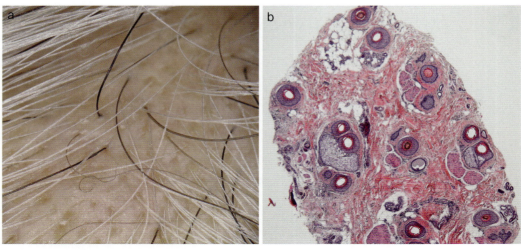

図1　加齢に伴う毛髪・毛包の変化
　a：高齢者の疎毛部のトリコスコピー所見．毛密度は減少し白髪化が見られる．
　b：高齢者頭皮の病理組織像．毛包のミニチュア化，休止期毛の軽度の増加が見られる．

に見られるびまん性の薄毛であるなどと定義されている[3]．これは純粋に加齢に伴って毛髪の細径化が進むものであり，理論的には男性型脱毛症，女性型脱毛症とは異なる病態と考えられてはいるが，その病理組織学的特徴も男性型脱毛症や女性型脱毛症と同様のミニチュア化（図1b）であり，両者はしばしば混在し厳密に区別するのは困難である[1]．しかし，加齢による男性ホルモンの減少と相反して老年性脱毛症が進行することや，男性型脱毛症と老年性脱毛症の病変部の分子署名が異なるなどから両者は本質的に異なる病態であると考えられる[1]．臨床的には老年性脱毛で見られる薄毛は特定のパターンを示すびまん性であることで区別するが，肉眼的には難しく側頭部を詳細にトリコスコピーで観察するなどの工夫を要する[1]．

　Matsumuraらは高齢マウスではバルジ領域の毛包上皮幹細胞が定住し自己複製することをやめ，表皮に移動，表皮角化細胞となり，ついには表皮から失われることを示した[4]．つまり，毛包の細胞の源が失われ供給が枯渇することで毛包のミニチュア化が生じていた[4]．この根底にあるのは幹細胞でのDNAダメージの結果，基底膜成分の17型コラーゲンが失われて幹細胞が維持できなくなるためであり，同様の所見がヒト毛包でも見られた[4]．

B．白髪

　白髪（図1a）は加齢を象徴する身体所見のひとつである．最近の研究では人種にもよるが白髪の出現頻度は，50歳までに6〜23％の人が50％の白髪を有するとの報告がある[3]．個人差はあるが，多くの場合，30歳代後半から50歳代前半から白髪が見られ始める．まず側頭部から生じ，頭頂部，そして全頭に拡がり，次いで髭，陰毛，脇毛にも白髪が交じるようになるのが一般的である[3]．Nishimuraらはマウスを用いてバルジ領域やや毛球部よりの近傍に色素幹細胞を同定し，加齢によりそれらが枯渇することで白髪が生じる原因であることを明らかにし，ヒトでも同様の所見が見られることを示した[5]．つまり，加齢により生じる白髪も幹細胞の喪失によ

22

り生じるため，現在の医療技術では不可逆性であることがわかった．

C．今後の展望

　加齢に伴う毛髪の変化は生命予後とは関係ないが，アピアランスを障害し，個人の社会生活，精神状態に影響を与えうる．人口の高齢化とともに毛髪のアンチエイジングはさらに注目されるだろう．現時点では根本的治療法はないが，今後は予防法，治療法の開発に拍車がかかると思われる．

文献

1) 大山　学：【美しく老いるために-高齢化に備える皮膚科診療】高齢者診療で必要な基礎知識，老化の発症機序—毛髪の老化．皮膚科の臨床 **60**: 771-777, 2018
2) Tanimura S et al: Hair follicle stem cells provide a functional niche for melanocyte stem cells. Cell Stem Cell **8**: 177-187, 2011
3) Ji J et al: Aging in hair follicle stem cells and niche microenvironment. J Dermatol **44**: 1097-1104, 2017
4) Matsumura H et al: Hair follicle aging is driven by transepidermal elimination of stem cells via COL17A1 proteolysis. Science **351**: aad4395, 2016
5) Nishimura EK et al: Mechanisms of hair graying: incomplete melanocyte stem cell maintenance in the niche. Science **307**: 720-724, 2005

第 I 章　加齢により皮膚はどう変わるか〜生理的変化

7 皮膚のアブラはなくなるか〜脂腺の変化

伊藤泰介

ここが大事！

- 皮膚のアブラとはすなわち皮脂である．
- 皮脂腺には毛包脂腺と独立脂腺がある．
- 加齢によって皮脂腺の大きさや皮脂産生量，数が変化する．
- アンドロゲンによって皮脂腺の大きさや皮脂産生量，数が変化する．
- 女性では男性より早期にアンドロゲンが減少する．

1) 皮脂の機能

皮脂は皮膚表面を覆うアブラの膜である．*Cutibacterium acnes* は皮脂のトリグリセリドを分解して脂肪酸を増加させ，pH を下げ弱酸性化している．それによりほかの病原性微生物の阻止に働いている．皮脂が多ければ脂漏となり，一方で皮脂の少ない小児は乾燥肌である．角層水分を保つ作用を多少持つと推定される[1]．

2) 皮脂腺とは？

皮膚のアブラとはすなわち皮脂である．皮脂を産生，分泌して皮膚や粘膜表面に供給する外分泌腺が皮脂腺である．皮脂腺は毛器官に随伴し，特に頭部，顔面，胸骨，肩甲骨，外陰部，肛囲でよく発達している．毛包脂腺系の種類としては，脂腺性毛包，軟毛性毛包，終毛性毛包があるが，そのうち尋常性痤瘡で面皰が形成される脂腺性毛包は，構造的に毛漏斗の真皮内部分 (infundibulum) が深く広くなっており，その上皮壁が薄くなっている (図1)．一方，表皮や粘膜に直接開口している脂腺は独立脂腺といわれ，口唇，乳輪，肛門周囲，大陰唇，小陰唇，亀頭辺縁，包皮内板 (Tyson 腺) や眼瞼 (マイボーム腺) に存在するが，それ以外にも異所性に見られることがある[2]．

3) 皮脂腺における皮脂形成

皮脂腺は，皮脂を産生する脂腺細胞からなる脂腺小葉と，皮脂を導く脂腺導管から形成される．導管上皮は表皮や毛漏斗外毛根鞘と同様の重層扁平上皮であるが，深部に向かうにつれて小葉の周辺細胞に連続する．この脂腺細胞の周辺細胞は極めて扁平な一層を呈し，小葉の脂腺細胞の母細胞 (未分化細胞) である．分裂した娘細胞は細胞内に脂質滴をつくりながら次第に小葉の内上方に向かって移動し，細胞質は脂質で充満し細胞核は圧迫により変形する．最終的に細胞全体が崩壊して皮脂がホロクリン分泌によって導管内に放出される (図2)．

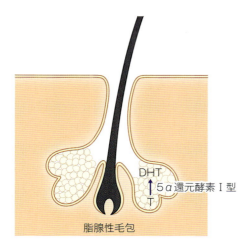

図1　面皰が形成される脂腺性毛包
毛漏斗を真皮内部分が深く広く，上皮壁は薄い．
T：テストステロン，DHT：ジヒドロテストステロン

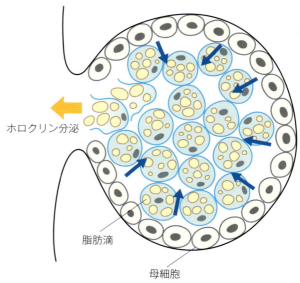

図2　脂腺細胞からの皮脂の産生
ホロクリン分泌によって脂腺導管に放出される．

4) 皮脂の成分と加齢変化

　皮脂の主要成分は，脂腺細胞から分泌されるワックスエステル，トリグリセリド，スクアレンや腺細胞膜の崩壊産物や表皮に由来するコレステロールエステルやコレステロールからなる．このうち，遊離脂肪酸は毛漏斗や皮表でトリグリセリドが加水分解して生じる．

　年齢による皮脂成分の構成変化を20歳代と60歳代の男性で比較したデータがある[1]．これによると，いずれの年齢においても皮脂腺に由来するワックスエステル，トリグリセリドとスクアレンが主要成分である[3]．年齢とともに脂腺細胞が小型化するため，膜成分由来脂質である遊離コレステロールやコレステロールエステルの比率が高まる．

5) 年齢による皮脂腺の形態変化

　加齢によって皮脂腺の大きさや皮脂産生量，数が変化することが知られている[1,4]．これは男性ホルモンのアンドロゲンの変化によるところが大きく，新生児では母体ホルモンの移行による影響によって新生児痤瘡が見られるなど脂腺は増大しているが，乳児期から学童期は小さくなっている．しかし思春期になると増大し，各脂腺細胞が産生する脂肪滴も大きくなり，20歳代が最も活動性が高く大きさ脂肪産生量も最大になる．その後，加齢とともに縮小していく．

6) アンドロゲンの皮脂腺への影響と加齢

　皮脂腺は男性ホルモンのアンドロゲンの影響を受けやすく，脂腺の発達と皮脂の合成を促進

する．性腺由来のテストステロンは皮脂腺で 5α 還元酵素 I 型によってより活性の高いジヒドロテストステロンに変換されて皮脂の分泌を促す（図1）．このアンドロゲンは，男性は 10 歳代で著明に増加し 20～30 歳代でピークとなり 40 歳代まで維持される．一方，女性は男性よりも早期に減少する．皮脂分泌も男性ホルモンの分泌量に左右される．なおアンドロゲンは副腎からも副腎アンドロゲンが分泌され，思春期の皮脂腺分泌に大きな影響を与える．女性と新生児の主となるアンドロゲンは，デヒドロエピアンドロステロンスルフェート，デヒドロエピアンドロステロン，アンドロステンジオンであり，主に副腎皮質に由来する．女性では早期に副腎アンドロゲンによって皮脂腺の分泌が増加する．なおアンドロゲン以外にも皮脂腺に影響を与える因子として，血中トリグリセリド，遊離脂肪酸，レチノイド，テトラデカンやジメチルスルホキシドなどの外来物質，季節，気温などが知られている[5]．

文献

1) Cunliffe WJ: Acne, Martin Dunitz, London, p.93-114, 1989
2) 伊藤雅章ほか：脂腺の構造と機能．皮膚臨床 **38**: 853-862, 1996
3) Stewart ME et al: Chemistry and function of mammalian sebaceous lipids. Adv Lipid Res **24**: 263-301, 1991
4) Pritchard B: Skin care in the elderly. Better Outcomes in Tissue Viability **3**: 1-4, 2002
5) Akaza N et al: Fatty acid compositions of triglycerides and free fatty acids in sebum depend on amount of triglycerides, and do not differ in presence or absence of acne vulgaris. J Dermatol **41**: 1069-1076, 2014

8 汗は出なくなるか〜発汗の変化

室田浩之

ここが大事！

■ 性別を問わず，年齢とともに発汗機能は低下する．

1) 加齢による変化

　年齢・性別は発汗機能に影響を与える[1,2]．このことは，男女を問わず様々な年齢層を対象にアセチルコリンやメチルコリンによる発汗刺激を用いた発汗機能評価から明らかになった．これらの研究結果は，加齢とともに，性別を問わず発汗機能の減弱が起こることを示している．両性ともに年齢が上がるにつれて，発汗潜時は延長し，発汗速度，能動汗腺（汗を出す能力を有する汗腺）の密度（active sweat gland ratio：ASG）および発汗量（sweat output per gland：SGO）が減少する．

　ただし，男女間の発汗機能の違いは，すべての年齢層で一貫しているわけではない．20歳から70歳までの男性の熱放散能力は40歳を境に，その後次第に低下することが実証された．

　小児の場合は成人と少し異なる．思春期後の被験者は思春期前の被験者と比較して，筋肉を動かす運動中の発汗能力が優れていることから，成熟も発汗機能を規定する重要な要因であることを示唆している．思春期前の発汗速度は性別間に有意な差がないとされる．

　加齢に伴い発汗機能が見かけ上低下する理由についてはいくつかの説がある．体温調節閾値（いわゆる発汗閾値）は若年者と高齢者とで異なっており，発汗開始の閾値は加齢とともに上昇する．また，アセチルコリンの刺激を受けた汗腺の生物学的機能も加齢とともに低下する．中枢神経支配運動に有意な変化はないことから，発汗反応の鈍化はコリン作動性刺激または血管拡張に対する汗腺感受性の低下を含む，末梢の加齢に伴う変化と関連しているように思われる．年齢とともにSGOが低下する原因は末梢神経線維の脱髄や進行性の汗腺萎縮によるとの報告もある．一方，加齢に関連した発汗低下は汗腺に発現するムスカリン受容体のコリン作動性感受性の低下に起因する可能性も指摘されている．

　神経系，特に汗腺を神経支配する神経節後交感神経線維は年齢とともに退化する．C線維の生理機能は年齢とともに低下し，機械的応答性C線維（求心性C線維）の構成比率は若年者の6割程度に減少する．一方，遠心性線維の構成比率は若年者と高齢者の間に大きな違いはない．高齢者の神経伝導速度が若年者よりも遅いことも発汗潜時の延長の要因かもしれない．高齢者の発汗速度が遅いことが能動汗腺1個あたりの汗分泌量が少ないことに起因するとの見かたもある．これとは別に，高齢者の皮膚血管の解剖学的変化（劣化，破綻，消失など）および最大皮膚血流の低下もまた，高齢者における暑熱耐性の低下と発汗機能低下に寄与する．

　加齢による熱放散能力低下の生じる過程には一定の順序がある．まず，皮膚血流量の低下に始まり，SGO低下，ASG低下が続く．さらにこの現象は，年齢が進むにつれ，下肢，大体幹後

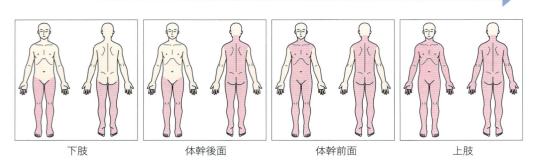

図1 発汗機能の老化過程の概要
年齢ともに発汗機能の低下は下肢→体幹後面→体幹前面→上肢の順に生じる．
(井上芳光：日本生気象学会雑誌 41: 61-66, 2004 [3] を参考に作成)

面，体幹前面，上肢，頭部と順次拡大していく[3]（図1）．皮脂欠乏症が下腿に好発する要因のひとつとも考えられる．

2) 一般的な性差

　女性は一般的に男性よりも汗腺分泌能力が低く，最大発汗速度が低く，局所的な化学刺激に対する反応が少なく，汗中の電解質濃度が高い．定量的軸索反射性発汗試験から，男性の平均誘発発汗量は女性の約2倍にも及ぶことがわかっている．ASGの密度に男女間で差はないが，女性ではSGOが少ないためと考えられている．

文献
1) Lee JB et al: Perspiration Functions in Different Ethnic, Age, and Sex Populations: Modification of Sudomotor Function. Curr Probl Dermatol **51**: 109-119, 2016
2) Murota H et al: Sweat, the driving force behind normal skin: an emerging perspective on functional biology and regulatory mechanisms. J Dermatol Sci **77**: 3-10, 2015
3) 井上芳光：地球温暖化と熱中症の予報と予防について—子どもと高齢者の熱中症予防策．日本生気象学会雑誌 **41**: 61-66, 2004

9 皮膚表面の細菌はどう変わるか〜年代ごとの皮膚細菌叢の変化

川崎　洋

ここが大事！

- 皮膚は成長・加齢に伴い，構造・性状・免疫状態が変化し，それに関連して皮膚細菌叢も変動すると考えられる．
- 皮膚細菌叢を理解する際には，個々のライフスタイル，皮膚性状・免疫状態の違いに基づく個人間の多様性を考慮する必要がある．

1) 皮膚と細菌叢

　皮膚は，生体と外界とを隔てるバリアとして働き，種々の物理刺激や紫外線によるダメージを防ぎ，病原微生物やアレルゲンの体内への侵入，水分の経皮的蒸散から体を守っている．皮膚の表面には多種多様な微生物（細菌，真菌，ウイルス，原虫など）が存在し，安定した微生物叢（微生物集団）を形成することで，皮膚の機能維持に寄与している[1]．以前より，皮膚表面の微生物群の皮膚疾患病態へのかかわりが注目されてきたが，これまでは培養により微生物の存在を把握する程度しか解析手段がなく，培養できるのはごく一部の微生物に限られるため，解明が進まなかった．

　近年，シークエンス技術の発展により，マイクロバイオーム（microbiome：微生物叢を構成する微生物種の集合ゲノム）を網羅的に解析することが可能となり，皮膚性状・病態と微生物群集とのかかわりが急速に解き明かされつつある[1]．高齢者の皮膚微生物叢に関する報告はまだ少ないが，本項では皮膚細菌叢に焦点を当て，皮膚細菌叢の加齢に伴う変化について論じる．

2) 健常成人の皮膚細菌叢

　ヒトの身体全体を覆う皮膚の表面積は成人では約 $1.6\,m^2$ に及ぶ．皮膚の表面は一様に平滑ではなく多数の皮溝が走り，さらに毛や脂腺，汗腺などの付属器を備えた特殊な構造を呈する．身体部位によって皮膚の表面構造や各付属器の密度は異なり，それに伴い pH，温度，湿気，皮脂量などの皮膚の微小環境も変化する．こうした微小環境の違いが，皮膚内の細菌の種類，構成に大きく影響することが明らかになっている[1]．健常人の皮膚細菌叢に関しては，すでに欧米の研究チームを中心に多数報告されている[1]．上述の身体部位の違いと関連する細菌叢構成の差異が認められるほかに，個人ごとにも強い特異性が存在することが示唆されている[1]．一方で，身体部位や個人間での差異と比べると，成人の皮膚細菌叢は時間的変化が小さく，長期間安定していることが明らかになっている[1]（図1）．

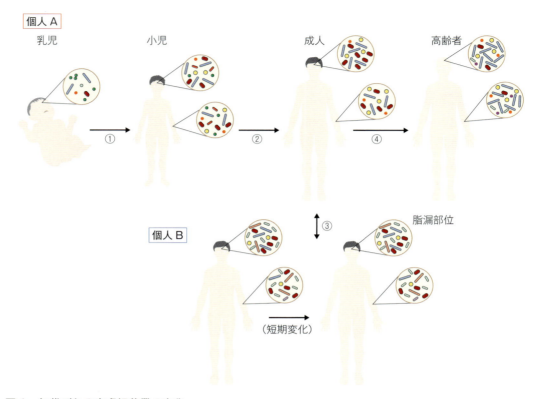

図1　年代ごとの皮膚細菌叢の変化
　①生後1年間は皮膚細菌叢が劇的に変化する．はじめはブドウ球菌の割合が多く（黄色ブドウ球菌の割合は多くない），徐々にブドウ球菌の割合が低下して細菌構成種の多様性が増す．
　②小児期は細菌種が多様であり，中高生頃から成人に類似した細菌叢パターンを示すようになる．その後は個人特有の安定した細菌叢パターンを観察することが多い．
　③細菌叢構成における部位特異性が知られる．一方，部位の違いや時間的変化以上に，個人間の違いは皮膚細菌叢構成の決定に寄与する．
　④高齢者では，細菌叢構成の多様性と菌種の豊富さが報告され，*Corynebacterium*の増加や*Propionibacterium*の減少が観察される．
　（Cell 165: 854-866, 2016 を参考に各文献からの報告をもとに作成）

3) 小児の皮膚細菌叢

　胎児の皮膚はほぼ無菌な環境内に存在するが，生後外部環境に曝されると，数日のうちに皮膚表面に細菌を主とする微生物の定着が起こる．皮膚の構造，機能の成熟とともに微生物群の構成は変化し，やがて安定した微生物叢が形成される[1]．生後1年間の皮膚細菌叢は，初期はブドウ球菌が多く定着するものの，徐々にブドウ球菌の割合が低下し細菌構成種の多様性が増すことが知られている[2]．そして成人同様に，細菌叢構成における部位特異性が観察されている．興味深いことに，発育過程の皮膚細菌叢の違いがアトピー性皮膚炎などの疾患発症の有無と関係する可能性が指摘されており[1]，小児期の皮膚細菌叢は皮膚炎やアレルギー発症予防の標的となりうる可能性がある．
　小児と成人の皮膚細菌叢を比較すると，小児（2〜12歳）では成人に比べ細菌種が多様であり，

Streptococcus, *Granulicatella*, *Gemella*, *Rothia*, *Haemophilus* 属が成人よりも豊富である傾向にあった．一方，*Propionibacterium*，*Corynebacterium*，*Staphylococcus*，*Lactobacillus*，*Finegoldia*，*Anaerococcus* 属は成人で多く見られる[3]．小児から成人へと成長する過程に起こる皮脂構造や産生能の変化が *Propionibacterium* や *Corynebacterium* という親油性菌の増殖につながり，細菌構成に影響している可能性がある．一方，ティーネイジャーは身体発育の点で成人に移行しているためか，細菌構成も成人に近いパターンを示すことが報告されている[3]（図1）．

4) 高齢者の皮膚細菌叢

高齢者に関する皮膚細菌叢の報告はまだ数が少ないが，小児や成人と比べ，細菌叢構成の多様性と菌種の豊富さが報告されている[4,5]．そして，*Corynebacterium* の増加や *Propionibacterium* の減少が観察されるとともに，部位間の細菌叢の特異性が小児や成人に比べて減少しているといわれる[4,5]（図1）．一般に高齢者の皮膚では，角層が堆積し乾燥しやすく，皮脂分泌量が減少するなどの皮膚の性状変化に加え，免疫機能の低下が見られる．皮膚細菌叢構成の変化は，これら皮膚状態の変化と関連していると予想される．

5) 皮膚細菌叢の理解から疾患予防・健康維持へ

過去の文献報告をもとに，各年代の皮膚細菌叢の特徴をまとめた．皮膚は成長・加齢に伴い構造・性状・免疫状態が変化し，それに関連して皮膚細菌叢も変動すると考えられる．成長・加齢による皮膚細菌叢への一定の影響が存在する一方で，個々のライフスタイル，皮膚性状・免疫状態の違いに基づく個人間の多様性が皮膚細菌叢には存在する．特に高齢者では個人間の皮膚細菌構成のバラツキが成人よりも大きい傾向にあり[5]，後天的要素が皮膚細菌叢の形成に重要であることが示唆される．これらの知見は，年代ごとの皮膚細菌叢の特徴と個人の肌特性を理解し，日常環境やライフスタイル・スキンケアに反映することで皮膚細菌叢構成に介入できる可能性を想起する．

近年の皮膚マイクロバイオーム研究により，皮膚細菌群と私たちの健康や疾患との密接なかかわりが次々と明らかになっている．今後研究が進み，"健康な"皮膚細菌叢を維持することによる疾患予防，治療戦略が提唱されると期待される．

文献

1) Byrd AL et al: The human skin microbiome. Nat Rev Microbiol **16**: 143, 2018
2) Capone KA et al: Diversity of the Human Skin Microbiome Early in Life. J Invest Dermatol **131**: 2026, 2011
3) Shi B et al: The skin microbiome is different in pediatric versus adult atopic dermatitis. J Allergy Clin Immunol **138**: 1233, 2016
4) Shibagaki N et al: Aging-related changes in the diversity of women's skin microbiomes associated with oral bacteria. Sci Rep **7**: 10567, 2017
5) Jugé R et al: Shift in skin microbiota of Western European women across aging. J Appl Microbiol **125**: 907-916, 2018

第II章
高齢者治療の
コツとピットフォールを知る

第Ⅱ章 高齢者治療のコツとピットフォールを知る

1 内服療法のコツとピットフォール

大谷道輝

ここが大事！

- 高齢者では生理活性が低下することで，薬の体内動態に大きく影響する．
- 高齢者では薬が「水溶性」か「脂溶性」かにより，腎および肝での代謝・排泄に大きく影響するので，理解が不可欠である．
- 高齢者では効果だけでなく副作用を十分に考慮した薬の選択が重要である．
- 薬の体内動態は，食事が大きく影響することがある．高齢者の場合，食事の摂取量が少なかったり，食事を抜いてしまう場合もあるので，食生活の確認が重要である．
- 患者の状態に応じた剤形の選択を行う．

1) 高齢者の生理活性を理解する

　高齢者では生理活性が低下することで，薬の体内動態に大きく影響する．薬の体内動態は吸収・分布・代謝・排泄に分かれており，高齢者では図1に示すように消化管の機能は低下するが，吸収は一般的に若年者と大きな差は認められない．一方，吸収後の代謝，分布および排泄は高齢者は若年者と大きく異なる場合が多く注意する．ただし，吸収過程でも，胃内pHの上昇や食事の影響はある程度考慮する必要がある．

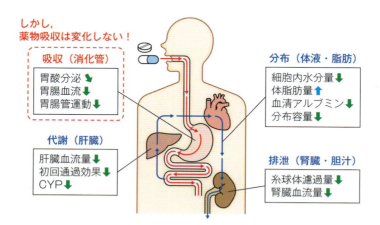

図1　高齢者における薬の体内動態への影響

1 内服療法のコツとピットフォール

2) 水溶性薬物と脂溶性薬物

　高齢者では薬が「水溶性」か「脂溶性」かにより，腎および肝での代謝・排泄に大きく影響するので，理解が不可欠である．

A. 抗菌薬：腎排泄型と肝排泄型の区別を

　皮膚科領域でも繁用される主な抗菌薬は，表1に示すように「水溶性」「脂溶性」に分類される．高齢者への使用に際しては，用法に密接に関係するので，覚えておくべきである．

　β-ラクタム系抗生物質に代表される水溶性薬物は，分布容積が小さく腎排泄型であり，クリアランスも腎機能に影響される．ただし，重症患者では，初期には血管透過性の亢進により水溶性の抗菌薬は分布容積が増加するため，十分量の投与が必要となる．同様に，浮腫による体重増加では，水溶性の抗菌薬においては，分布容積が増加することから投与量を増加する必要がある．

　これに対し，キノロン系やマクロライド系などの抗菌薬は脂溶性薬物であり，高い分布容積を持ち，胆汁中から糞中に排泄される．脂溶性薬物はクリアランスが肝機能に影響される．脂溶性薬物では脂肪の異化により分布容積が減少するため，血中濃度が上昇する．一般に，水溶性薬物は腎排泄型で，脂溶性薬物は肝排泄型に分類される．

　このような薬の腎排泄型や肝排泄型の分類は，表2に示すように添付文書の記載で確認が可能となっている．確認は尿中排泄率や油中分配係数で行う．

　油水分配係数は添付文書に記載されている場合もあるが，多くはインタビューフォームに記載されている．逆に尿中排泄率は，添付文書に記載されている場合が多い．

II　治療のコツとピットフォール

表1　主な抗菌薬の水溶性と脂溶性の分類

水溶性抗菌薬	脂溶性抗菌薬
β-ラクタム系	キノロン系
アミノグリコシド系	マクロライド系
グリコペプチド系	リンコマイシン系
リネゾリド	スルファメトキサゾール
コリスチン	メトロニダゾール

表2　油水分配係数（P）：添付文書における性状や油水分配係数の記載例

性状：本品は白色の結晶性の粉末である．本品はジオキサンに極めて溶けやすく，エタノール（95）に溶けやすく，メタノールにやや溶けやすく，ジエチルエーテルにやや溶けにくく，水にほとんど溶けない．

融点：152～156℃

分配係数：1-オクタノール／水：∞，クロロホルム／水：∞

第Ⅱ章　高齢者治療のコツとピットフォールを知る

B．抗ヒスタミン薬：腎排泄型と肝排泄型の区別を

　主な第二世代の抗ヒスタミン薬の尿中および糞中排泄率を表3に示す．

　尿中排泄率から判断すると，エバステル，タリオン，ザイザル，ジルテック，アレロック，ザジテンおよびビラノアは腎排泄型の抗ヒスタミン薬であり，アタラックス，ニポラジン，アレジオンおよびアレグラは肝排泄型である．クラリチン，デザレックスおよびルパフィンは肝・腎排泄型と判断される．

　添付文書における腎機能障害や肝機能障害患者への投与に関する記載も，肝・腎排泄型のクラリチン，デザレックスおよびルパフィンは【使用上の注意】の「慎重投与」に肝障害のある患者および腎障害のある患者で血中濃度が上昇するおそれがあることが記載されている．しかし，表4のように表3の腎排泄型や肝排泄型の分類と添付文書の慎重投与などの記載と若干異なっている場合がある．これは，添付文書の記載は，実際に高齢者を含む腎機能障害や肝機能障害患者に個々の抗ヒスタミン薬を投与した際の血中濃度を中心とした体内動態パラメータに基づいているからである．エバステルのように腎排泄型と判断されても，副作用で肝機能障害が発現すると，添付文書の慎重投与には「肝障害又はその既往歴のある患者」と記載される．

C．抗ウイルス薬：ゾビラックスとバルトレックスは水を多めに

　帯状疱疹治療用の内服薬には，「ゾビラックス」，「バルトレックス」，「ファムビル」および「アメナリーフ」の4種類が市販されているが，腎障害のある患者または腎機能が低下している患者および高齢者では，表5に示すように添付文書の記載が異なっているので注意する．アシク

表3　抗ヒスタミン薬の尿中および糞中排泄率

一般名	主な商品名	尿中	糞中
フェキソフェナジン塩酸塩	アレグラ	11.5	80
エバスチン	エバステル	62.6	16.3
ロラタジン	クラリチン	40	41.2
ベポタスチンベシル酸塩	タリオン	76.4〜87.9	記載なし
エピナスチン塩酸塩	アレジオン	25.4	70.4
レボセチリジン塩酸塩	ザイザル	85.4	12.9
セチリジン塩酸塩	ジルテック	70	記載なし
ヒドロキシジン	アタラックス	25	75（ラット）
オロパタジン塩酸塩	アレロック	58.7〜78.4	記載なし
メキタジン	ゼスラン，ニポラジン	20	記載なし
ケトチフェンフマル酸塩	ザジテン	71.1	記載なし
エメダスチンフマル酸塩	レミカット	44.1	記載なし
アゼラスチン塩酸塩	アゼプチン	26.2	53.2
オキサトミド	セルテクト	36.5	50.3
ビラスチン	ビラノア	66（静注時）	記載なし
ルパタジンフマル酸塩	ルパフィン	34.6	60.9
デスロラタジン	デザレックス	40.6	46.5

（添付文書・インタビューフォームより）

1 　内服療法のコツとピットフォール

表4　高齢者および肝障害・腎障害患者への投与に対する添付文書の記載内容

一般名	主な商品名	高齢者	肝障害患者	腎障害患者
ケトチフェンフマル酸塩	ザジテン	注意（減量）	ー	ー
アゼラスチン塩酸塩	アゼプチン	注意（減量）	ー	ー
オキサトミド	セルテクト	慎重投与	慎重投与	ー
メキタジン	ゼスラン，ニポラジン	慎重投与	ー	慎重投与
フェキソフェナジン塩酸塩	アレグラ	注意	ー	ー
フェキソフェナジン塩酸塩／プソイドエフェドリン	ディレグラ	注意	ー	慎重投与
エピナスチン塩酸塩	アレジオン	注意（減量または休薬）	慎重投与	ー
エバスチン	エバステル	1日1回5mgから	慎重投与	ー
セチリジン塩酸塩	ジルテック	慎重投与（低用量から）減量または休薬	慎重投与	慎重投与
レボセチリジン塩酸塩	ザイザル	慎重投与（低用量から）減量または休薬	慎重投与	慎重投与
ベポタスチンベシル酸塩	タリオン	注意	ー	慎重投与
エメダスチンフマル酸塩	レミカット	1回1mgから	慎重投与	ー
オロパタジン塩酸塩	アレロック	慎重投与（低用量から）	慎重投与	慎重投与
ロラタジン	クラリチン	慎重投与	慎重投与	慎重投与
デスロラタジン	デザレックス	慎重投与	慎重投与	慎重投与
ビラスチン	ビラノア	注意	ー	慎重投与
ルパタジンフマル酸塩	ルパフィン	慎重投与	慎重投与	慎重投与

表5　抗ウイルス薬の添付文書における自動車運転および水分補給に関する記載

一般名	アシクロビル	バラシクロビル塩酸塩	ファムシクロビル	アメナメビル
主な商品名	ゾビラックス	バルトレックス	ファムビル	アメナリーフ
自動車運転など危険を伴う機械の操作	意識障害などがあらわれることがあるので，自動車の運転など，危険を伴う機械の操作に従事する際には注意するよう患者に十分に説明すること．なお，腎機能障害患者では，特に意識障害などがあらわれやすいので，患者の状態によっては従事させないよう注意すること．		意識障害などがあらわれることがあるので，自動車の運転など，危険を伴う機械の操作に従事する際には注意するよう患者に十分に説明すること．	記載なし
水分補給	腎障害のある患者または腎機能が低下している患者，高齢者，水痘患者などの脱水症状を起こしやすいと考えられる患者では，本剤の投与中は適切な水分補給を行うこと		記載なし	記載なし

＊アシクロビルには水痘の適応がないため，「水痘患者」はバラシクロビルのみの記述

ロビルのインタビューフォームには「アシクロビルを急速に高用量で静脈内投与したところ，腎障害の発現が報告されている．アシクロビルによる腎障害は，腎尿細管におけるアシクロビルの濃度が溶解度を超えたとき，アシクロビルが結晶化することによって起こると考えられている．また，これは一過性であり，水分を十分に摂取することによって避けることができる．脱水による尿量の減少がアシクロビルによる腎障害のリスクファクターとなるので，脱水症状

第Ⅱ章　高齢者治療のコツとピットフォールを知る

を起こしやすいと考えられる患者（意識障害のある患者，高熱や下痢が発現している患者，高齢者など）には，本剤投与中には適切な水分摂取を行うよう注意すること．」と記載されている．アシクロビルは腎排泄型薬剤で，約70％が尿中に排泄される．

　ファムビルおよびアメナリーフではこれらの注意書きは添付文書には認められない．高齢者では体内水分量の減少により，脱水症状になりやすいことから，これらの薬剤のほうが安心して使用ができる．

　自動車運転に関する記載でも，アメナリーフは注意などの記載がない．高齢者では自動車の運転をしない場合もあるが，自転車に乗る場合も注意が必要である．また，高齢者では，転倒や転落を考慮する必要があり，その点でもアメナリーフは安全性が高いと考えられる．

　これらのことから，最初に添付文書で腎機能障害や肝機能障害患者への投与に関する記載を確認したうえで，必要に応じて水溶性と脂溶性や腎排泄型や肝排泄型を調べるとよい．

3) 副作用を考慮した選択

　高齢者では効果だけでなく副作用を十分に考慮した薬の選択が重要である．

A. 頻尿：抗ヒスタミン薬でも注意

　抗ヒスタミン薬は抗コリン作用により尿閉などの排尿障害が有名であるが，頻尿の副作用も注意が大切である．同じ抗ヒスタミン薬でも表6に示すように，添付文書では排尿困難，尿閉，頻尿および遺尿の記載に分かれている．高齢者では併用薬が多くアルツハイマー型認知症治療薬のアリセプトやSNRIのトレドミンなどは副作用として頻尿の発現頻度がそれぞれ0.1～1％未満と0.1～5％未満と比較的高い発現頻度である．これらの薬が併用されている場合は，頻尿について患者に確認することが大切である．頻尿は一般的には，朝起きてから就寝までの排尿回数が8回以上と定義されている．夜間頻尿とは，就寝中に排尿のために1回以上起きなければならない場合であり，就寝中の排尿回数が2回以上になるとQOLが低下する．

B. せん妄：高齢者ではステロイドやH₂受容体拮抗薬は注意

　薬はせん妄の大きな原因のひとつである．皮膚科領域で繁用されるステロイドや抗ヒスタミン薬以外にも，モルヒネに代表されるオピオイド，睡眠薬のベンゾジアゼピン系およびH₂受容体拮抗薬は発症リスクが高い．必要に応じて，H₂受容体拮抗薬はPPIへ，ベンゾジアゼピン系睡眠薬はベルソムラやロゼレムに切り替えることでせん妄を避けることが可能である．

C. 転倒と骨折：睡眠薬，ステロイド，PPIに注意

　高齢者ではベンゾジアゼピン系睡眠薬はガイドラインにおいても，転倒や骨折の原因となるので推奨されていない．これに対し，睡眠薬でも非ベンゾジアゼピン系睡眠薬のマイスリー，アモバンおよびルネスタ錠は筋弛緩作用が弱いことから，高齢者への使用が推奨されている．一方，ベルソムラやロゼレムはより安全性が高いことが予想されるものの，エビデンスが少ないことから，現時点ではガイドライン上は推奨されていない．

1 内服療法のコツとピットフォール

表6 抗ヒスタミン薬および抗アレルギー薬の泌尿器系の副作用

分類		一般名	主な商品名	排尿困難	尿閉	頻尿	遺尿
ヒスタミンH₁受容体拮抗薬	第一世代	シプロヘプタジン塩酸塩水和物	ペリアクチン			○	
		d-クロルフェニラミンマレイン酸塩	ポララミン	◎	◎	◎	
	第二世代	ケトチフェンフマル酸塩	ザジテン			●	
		アゼラスチン塩酸塩	アゼプチン	●		△	
		オキサトミド	セルテクト	●		●	
		メキタジン	ゼスラン	△			
		フェキソフェナジン塩酸塩	アレグラ	●		△	
		フェキソフェナジン塩酸塩／塩酸プソイドエフェドリン	ディレグラ	●	●	●	
		エピナスチン塩酸塩	アレジオン		△	△	
		エバスチン	エバステル	●		●	
		セチリジン塩酸塩	ジルテック	●	●	△	●
		レボセチリジン塩酸塩	ザイザル	●	●	△	●
		ベポタスチンベシル酸塩	タリオン	●	●		
		エメダスチンフマル酸塩	レミカット			△	
		オロパタジン塩酸塩	アレロック	△		△	
		ロラタジン	クラリチン		●		
		デスロラタジン	デザレックス				
		ビラスチン	ビラノア				
		ルパタジンフマル酸塩	ルパフィン				
ロイコトリエン受容体拮抗薬		プランルカスト水和物	オノン			△	
		モンテルカストナトリウム	キプレス			△	
Th2サイトカイン阻害薬		スプラタストトシル酸塩	アイピーディ			△	
メディエーター遊離抑制薬		トラニラスト	リザベン			○	

●：頻度不明，◎：5%以上または頻度不明，○：0.1〜5%未満，△：0.1%未満
（添付文書より）

転倒後の骨折では，ステロイドやPPIは骨折の一因となるので，長期投与は避けることが望ましい．PPIやH₂受容体拮抗薬は酸分泌抑制薬は胃内pHが上昇することによりCaが不溶性となり，Caの吸収が低下する．使用期間が長いほどリスクが増加し，喫煙者ではPPIの使用により大腿骨近位部骨折のリスクは大幅に増加する．

4) 食事の影響

薬の体内動態は，食事が大きく影響することがある．高齢者の場合，食事の摂取量が少なかったり，食事を抜いてしまう場合もあるので，食生活の確認が重要である．食事により血中濃度など体内動態が変化する機序としては以下のものがある．

①脂溶性薬剤

第Ⅱ章　高齢者治療のコツとピットフォールを知る

②胆汁分泌を必要とする薬

③消化管血流量の変化に影響される薬

④胃内容排泄速度に影響される薬

A．ストロメクトールは空腹時投与

　一般に脂溶性薬物は脂肪食により吸収は増加する．そのため，抗マラリア薬のマラロンやニューモシスチス肺炎治療薬のサムチレールおよび結核化学療法薬のデルティバ錠も脂溶性薬物であり，食後に投与する．

　一方，ストロメクトールおよびネオーラルはいずれも脂溶性薬物であるが，高脂肪食を摂取後に服用すると血中濃度が上昇するので注意する．ストロメクトールは添付文書に空腹時に水のみで服用することが記載されている．高齢者はアドヒアランス不良や薬の説明を十分に理解していないこともあるので注意する．

B．イトリゾールカプセル，エパデール，ケイツーは食直後や食後投与

　イトリゾールカプセル，エパデールおよびケイツーなどの薬も脂溶性薬物であるが，胆汁酸とともにミセルなどを形成することで吸収される．そのため，「食直後」投与になっており，食事を取らずに服用した場合，吸収が低下して効果が不十分となる．インフリー，ミリダシン，リパンチル，グラケーも同様である．ただし，イトリゾールの内服液は，カプセルと異なり空腹時に投与する．

C．睡眠薬：ルネスタ，ロゼレム，ベルソムラは就寝前

　ルネスタ，ロゼレムおよびベルソムラなどの薬は食後投与では，血中濃度が低下することからいずれも「就寝前」投与となっている．同じ睡眠薬のドラールは脂溶性薬物であり，食後に投与すると吸収が増加し，過度の鎮静や呼吸困難を発現する可能性があるので，就寝時投与となっている．

5) 剤形の選択

A．口腔内崩壊錠

　最近では利便性や嚥下困難な場合を考慮して，水なしで服用できる口腔内崩壊錠が繁用されている．この口腔内崩壊錠は舌下錠と異なり，消化管から吸収され，普通錠と同じ経路をたどる．そのため，普通錠と同様の経路をたどる．そのため，口腔内崩壊錠は服用後30分程度起きている必要がある．水が飲める場合は，吸収速度や食道などへの付着による副作用を考慮すると，口腔内崩壊錠も水で服用するように勧めるべきである．口腔内崩壊錠は水なしで飲めることから，誤嚥性肺炎の予防には推奨されるが，寝たきりの患者への使用はできないことに留意する．

　口腔内に適用する薬では，「フィルム剤」も増えている．最初は2006年に「ボグリボース」が開発されたあと，「アムロジピン」，「ドネペジル」など市販された．抗ヒスタミン薬でも「オ

ロパタジン」や「ロラタジン」はフィルム剤が市販されているので，覚えておくとよい．

B. 顆粒

錠剤が飲めない場合は，散剤や顆粒剤を使用する場合がある．散剤は問題ないが，高齢者で入れ歯を使用している患者では，顆粒が挟まって痛みを生じることがあるので，顆粒剤は避けるべきである．

第Ⅱ章　高齢者治療のコツとピットフォールを知る

2 外用療法のコツとピットフォール

磯貝善蔵

ここが大事！

■ 高齢者の外用療法では患者の認知機能，感覚機能，運動機能を把握して実践的な方針を立てる．

■ 高齢者の皮膚の物理的特性の変化，運動器の機能低下は実際の外用療法に影響を与える．

■ 自身にて外用療法が難しい高齢者には医療・介護サービスを活用した外用療法を考慮する．

■ 家族による外用療法は状況によって「やりがい」にも「負担」にもなりうる．

■ 高齢者の外用療法は処方箋の発行だけでは不十分である．

1) 高齢者皮膚疾患の外用療法の特性

　近年の急速な高齢化によって，日本は後期高齢者の増加とそれに伴った高齢者のみの単独世帯の増加という状況を迎えている．さらに，人口全体の大都市圏への集中もあり，高齢者を取り巻く社会的状況は刻々と変化している．公的サービスとしての医療はこのような状況を踏まえて適切に提供される必要がある．

　疾患の薬物治療では患者自身が薬剤を適切に使用して治療を遂行すること，すなわち治療アドヒアランスが重要である．皮膚疾患治療では外用療法が治療の主要な柱であるため，外用アドヒアランスの改善に向けた様々な工夫がされている．しかし，高齢者に対する外用療法は内服療法と異なった勘案すべき様々な要因が存在する（図1）．実際に高齢者では認知機能や身体機能の低下により，自身にて適切な外用療法が難しいことも多い．つまり，外用薬の処方だけでは外用療法が完結できないことも多いのである．よって様々な合併症や生活背景を有する高齢者に対しては，老年医学的観点を盛り込んだ実践的な外用療法が必要である．しかし，高齢者診療における外用療法の考え方や実践的な方法は未整備である．本項では高齢者皮膚科診療における外用療法のコツとピットフォールをできるだけ実践的，具体的かつ，系統的にまとめてみる．なお本項では疾患や薬剤別の外用療法は記述しておらず，他項を参照されたい．

2) 高齢者の外用療法を適切に行うための身体的・精神的・社会的要因

　高齢者外用療法の実際の流れと阻害因子を図1に示す．適切な外用療法のためには，外用すべき病変と外用薬を正しく認知することが重要であり，これが内服療法との大きな違いである．外用療法の過程は小児や高齢者以外での皮膚科診療において意識することは多くない．しかし，乳幼児への外用療法が保護者の協力なしには困難であると同様に，高齢者の外用療法に際しても様々な協力者が必要である．

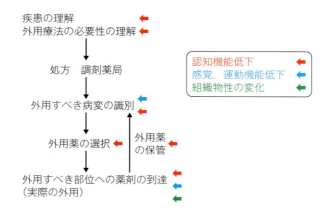

図1 一般的な外用療法の過程と高齢者に見られる阻害因子
太い矢印は高齢者によく見られる阻害因子を示す．

　社会的，身体的，精神的に壮年期と同様とみなされる高齢者に対する外用療法は，成人のそれと相違はない．しかし，様々な疾患や後遺症，生活背景を有する高齢者の外用療法は包括的な視点から対応するべきである．

3) 高齢者の認知機能と外用療法

　認知症の存在が外用療法に影響を与える理由は外用療法において認知能力を必要とするためである．特に図1に示す外用すべき病変の認識は皮膚科外用療法に特徴的である．他にも認知症患者では赤矢印で示した部分が不確実となる．認知機能が低下している場合でも，配薬によって内服薬は服用可能であるが，実際の外用療法は難しいことが多い．さらに外用薬の管理も認知機能低下によって困難になる．
　実地診療では，個々の認知機能を大まかに把握してマネジメントする．認知症がある場合は家族や介護者が診療に同席する場合が多いが，あくまで本人での外用を前提とするか，それとも家族・介護者の外用に期待するかを判断する．

4) 高齢者の身体機能と外用療法

　患者自身で外用薬を適切に外用するためには，図1の青矢印で示すような外用行為に関連する身体機能を必要とする．身体機能から見た外用療法の過程は以下のように整理できる．①外用すべき病変を視覚や触覚で確認する．②外用薬チューブのキャップをとって穴を開けて外用薬を出す．③指に外用薬をとって適切な部位に外用する．よって，①には視覚や触覚などの感覚機能の低下が影響する．②，③に関しては手指の運動器としての機能が必要であるとともに，運動器疾患や神経疾患などに起因する関節の可動域の低下なども影響する（図1）．これらがひとつでも障害されると患者自身による病変部位への外用薬到達が難しい．また褥瘡では基礎疾

患，発症部位や病変の性質などの要因によって自身で外用できないことが多い．

5) 高齢者の皮膚の物理的特性や運動器の変化に伴う外用療法の特殊性

　高齢者の外用療法で考慮すべき要因のひとつに，加齢に伴う皮膚の物性の変化への対応がある．前腕や手背などでは真皮の菲薄化が起こり，それに伴って皮膚の外力への抵抗性が低下する．この状態に外力が加わると前腕などに挫創（スキンテアと呼ばれることもあるが，ここでは原因から定義した一般的な医学用語を用いる）が発生しやすい（図2a）．このような皮膚が萎縮する病態は高齢者に多く，これらの部位にステロイド外用薬を用いる場合にはさらなる萎縮を避けるため炎症性病変の部位に限局して行う．

　高齢者では関節拘縮などによって，局所に外用するのが困難な状況をしばしば経験する．たとえば，高度の関節拘縮のために手首に深い潰瘍を形成しているが，拘縮によって外用が難しいケースがある（図2b）．他にも拘縮によって関節屈側や手掌の皮膚病変が外用しにくくなる．つまり，高齢者に多い関節拘縮が外用療法の阻害要因になっているのである．

　また，皮下組織にいたる深い褥瘡の場合は軟部組織の物性変化から，「創変形」という現象が起こる（図2c, d）．これは加齢に伴う軟部組織の物性変化を基盤にしており，仙骨部の深い褥瘡に多い．そのような場合は創内の外用薬が維持（滞留）できないため，外用療法の効果が十分発揮できない[1]．このような場合は体位管理を含めた創への外力軽減が必要になる．

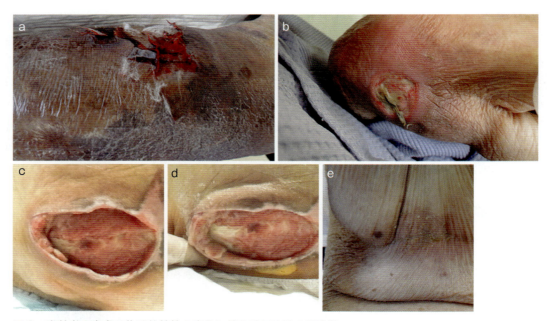

図2　高齢者の皮膚の物理的特性の変化に伴う外用療法の特殊性
　a：高齢者の脆弱な皮膚に起こった挫創と老人性紫斑．真皮の菲薄化が基盤にある．
　b：拘縮による圧迫で発症した手首の皮膚潰瘍．外用療法も困難である．
　c, d：創変形を示す仙骨部褥瘡．外用薬が効果的に滞留しにくい．
　e：乳房下の間擦疹．円背もあり，外用療法に手間がかかる．

2　外用療法のコツとピットフォール

同様に乳房下の間擦疹（図 2e）に適切に外用するためには円背への対応や乳房の挙上など高齢者特有の課題がある．このように高齢者に対する外用療法を阻害する特有の要因があるため，個々の状況に応じた包括的な解決策を模索する必要がある．

6) 高齢者外用療法におけるポリファーマシー

高齢者に見られるポリファーマシーとは「poly＋pharmacy」という多くの薬を示す造語であり，内服薬の多剤服用に関する概念である．近年は高齢化社会における医療問題の象徴的な例として社会的な注目を浴びている[2]．一方，皮膚科診療においては高齢者が外用薬の種類が多くなり過ぎて管理が困難になる「外用薬のポリファーマシー」とも呼べる状態をよく経験する．この場合は，1枚の処方箋にある外用薬の種類が多いとは限らず，過去に処方された外用薬が余って残薬となる外用薬特有の問題が存在する．たとえば，2年前に処方した残りの外用薬と2週前に処方した外用薬が整理できずに混同されていることがある．皮膚科診療では外用療法は病変治癒に伴って終了となるため，残薬が必然的に発生しやすいことも一因である．また，残った外用薬を大切に使おうとする考えや，チューブの包装が異なるジェネリック外用薬を別の薬だと誤解することも「外用薬のポリファーマシー」の一因だと感じる．

また，本来内服療法が必要である皮膚疾患の患者がポリファーマシーの影響を間接的に受けて，外用薬のみで治療されていることを経験する．つまり，「他科での飲み薬が多いので，皮膚科は内服薬を避けて外用薬で治療していた」という例がしばしばあり，外用療法のピットフォールともいえる．

筆者は上記のいずれの場合においても，「皮膚科疾患は一定期間の治療で治癒すれば，薬剤を中止できることが多いです」と診療のゴールを説明することにしている．それによって，一定期間の内服・外用療法を完結できて改善する例をよく経験する．

7) 要介護高齢者の在宅医療・施設での医療従事者による外用療法

要介護などで自身にて外用療法ができない高齢者に外用療法が必要になることがあるが，その際の留意点は外用療法のキーパーソンを把握することである．そのためには，高齢者の生活や利用している医療・介護サービスを手短に問診する．

在宅の場合は訪問看護指示書を作成して，看護師に指示するか，家族に外用療法の協力をお願いする．通所介護を利用している場合には外来処方に基づいて担当の医療者（多くは看護師）によって外用療法が可能であるが，同時に自宅での外用療法も必要になる場合も多い．その際には同一の外用薬が施設と自宅の両方に必要になり，同一薬剤を別容器で2つというように，分割して処方するなどの工夫をする．特別養護老人ホームでは看護師が常勤であることが多いので，外用薬を処方したうえで外用療法を依頼する．また外来に担当の看護師が付き添う場合も多い．老人保健施設は一定の医療が包括されているとみなされ院外処方が難しいため，施設に保有する外用薬を用いた治療に制約される．現実的には一般医の可能な範囲での外用療法ということになり，専門的な外用療法は難しい[3]．

第**Ⅱ**章　高齢者治療のコツとピットフォールを知る

　　看護師に外用療法を依頼できる高齢者施設においては，自身や家族の外用療法よりも確実であり，治療結果もよい場合が多い．近年は様々な通所系・訪問系の介護サービスが充実してきており，外用療法を依頼できる場面が多くあり，明確な指示のもと外用療法が可能になってきた．しかし，患者の生命や生活の質に大きな影響を及ぼす皮膚疾患が発症した場合には皮膚科入院診療が可能な医療機関へ紹介し，「治療の場所を変更する」ことも時に必要である．

8) 家族・介護者の視点からの外用療法

　　高齢者医療では家族・介護者からの視点は重要である．特に皮膚は目に見え，手で触れることができる臓器であるため，家族の思いがこもった臓器ともいえる．外用療法を介助している家族にとって皮膚病変が改善・治癒していくことは，自身の「手当」が報われ，治療に参加できる充実感が得られる．その際には介助してくれた家族を労ってあげるのがよい．しかし，皮膚疾患の診療そのものが適切でない場合には外用の行為が「負担」になりうる．そのために，皮膚科医は適切な診断に基づいた処方を行い，実際に外用療法を教示することが重要である．

　　一方で，重度の褥瘡や広範囲の皮膚疾患に対する外用療法では，一般の家族にとっては特異な外観や臭いなどに耐えられずに処置行為自体が「負担」となる場合がある．この場合はいたずらに家族に外用処置を依頼せずに，訪問看護などの医療サービスを導入することを勧めるほうがよい．いずれにしても，家族の意向も尊重しながら，皮膚病変の予測される経過を予期，説明したうえで対応する．

　　臨床現場においては高齢患者と家族との距離感は個々に違いがあり，一概に方針を示すことは難しいため，ソーシャルワーカーなどと共同して個別に対応している．皮膚科医は皮膚病変を前にした患者，家族の反応を汲み取って外用療法の実践的対応を行う責任がある．単に処方箋の発行にとどまらない外用療法のマネジメントは皮膚科医にしかできない重要な役割であり，皮膚という最外層に存在する臓器の診療で特徴的なことだと実感している．

文献
1) 磯貝善蔵：褥瘡の変形と薬剤滞留性．在宅新療 0→100 **2**: 870-872, 2017
2) 溝神文博：高齢者のポリファーマシー—高齢者患者へのアプローチ．日本臨床 **76**（増刊号5）: 337-341, 2018
3) 服部尚子：皮膚科在宅医療における家族，他職種とのかかわり．MB Derma **253**: 57-63, 2017

3 皮膚外科のコツとピットフォール

藤原雅雄

ここが大事！

■ 高齢者の指（趾）の麻酔では末梢循環障害についての配慮が重要である．
■ 足底などの荷重部では同様の質の皮膚での再建が望ましい．
■ 術後の拘縮が問題とならない部位では開放療法を利用してもよい．
■ 鼻・眼瞼など術後に拘縮を生じやすい部位では皮弁を用いた再建を考慮する．
■ 眼瞼周囲では切除後の眼瞼外反や兎眼に対する配慮が必要である．

高齢者の皮膚外科におけるコツとピットフォールを，手術部位ごとに分けて解説する．

1) 手指・足趾の皮膚外科

　高齢者には，末梢循環障害を有する糖尿病や透析患者，抗凝固薬・抗血小板薬服用中の患者が少なくない．手指や足趾の外科処置では，指（趾）基部の palmar web（指間部水かき）レベル周囲に麻酔薬を浸潤させる指（趾）ブロックが頻用される．この際3点の注意が重要である．1点は麻酔量を少なくして麻酔液貯留による指（趾）動静脈の圧迫を避ける．糖尿病患者で，5 mL の1%キシロカイン注射で，注射直後より足趾が紫色になり，温浴することで約40分後にようやく色調が回復した症例を経験している．通常母指（母趾）で3～4 mL，その他の指（趾）では3 mL 以下の麻酔薬で効果が得られる．麻酔薬の効果は麻酔量に頼るのではなく，指（趾）の内側・外側・背側・掌（足底）側への注射と，10分程度の麻酔薬の効果が得られるまでの待機が重要である．2点目は，注射針は27ゲージより細いもの，シリンジは5 mL を使用して，1針刺すごとに1分ほど圧迫して，次の刺入に移ることである．刺入部の皮下出血防止と疼痛軽減に役立つ．大きなシリンジを使用すると刺入圧が高くなり痛みが強くなる．3点目は透析患者では，出血しやすい透析日を避けて外科処置を行うことである．

　74歳の母趾陥入爪に対するフェノール法施行症例を供覧する（図1）．

2) 荷重部の皮膚外科

　高齢者では，古傷から何年も経って有棘細胞癌が発生することがある．一見単なる傷跡の潰瘍に見えるものでも，1～2ヵ月の軟膏療法で改善を見ない場合は有棘細胞癌を疑って生検すべきである．足底部は体重がかかるので，腫瘍切除後の皮膚欠損は荷重に耐えうる状態に再建すべきである．薄い植皮などで再建すると術後に潰瘍を形成することがある．

　73歳の踵部有棘細胞癌切除症例を供覧する（図2）．切除生検を行い，病理組織学的に断端陰性を確認してから，荷重のかからない土踏まずを利用した内側足底皮弁で皮膚欠損部を再建した．

第Ⅱ章 高齢者治療のコツとピットフォールを知る

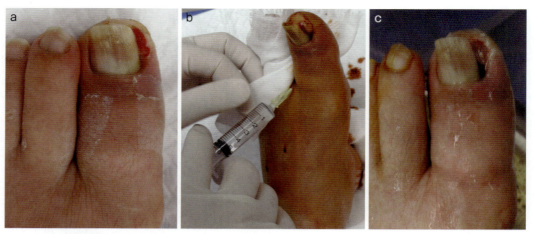

図1　74歳の母趾陥入爪に対するフェノール法施行症例
　a：左母趾内側爪郭に爪の食い込みによる不良肉芽あり．
　b：イソジン消毒後に足趾ブロック．
　c：フェノール法施行直後．

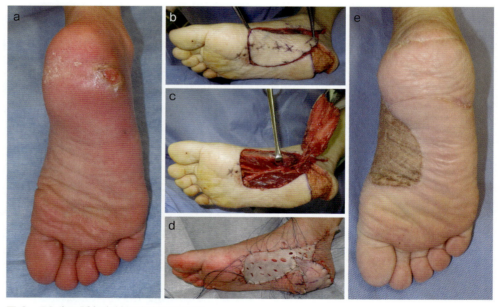

図2　73歳の踵部有棘細胞癌切除症例
　a：右踵に一部潰瘍化した瘢痕．
　b：内側足底皮弁のデザイン．
　c：内側足底挙上時．
　d：踵の皮膚欠損部に皮弁を移動して，土踏まずには腹部から植皮を行った．
　e：術後．

3）四肢の皮膚外科

　手指・足趾，手関節・足関節，肘・膝などの関節部を除けば，傷を保存的に上皮化させて拘縮（皮膚・軟部組織の引きつれ）が生じても機能障害は起きない．それらの部位では，術後安静

48

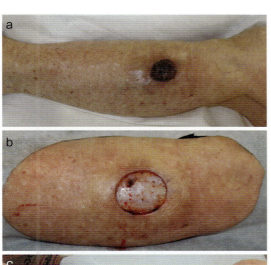

図3 86歳の下腿汗孔腫切除症例
a：左下腿に結節状皮膚腫瘍.
b：筋膜上で切除.
c：術後9週の上皮化した状態.

などのコンプライアンスが悪い高齢者に対して負担となる植皮術や皮弁術を行わなくても，洗浄と軟膏塗布で湿潤環境を維持すれば自然に上皮化する．ただし，傷の下に脂肪や筋肉が存在することが条件である．腱や骨が露出する場合は皮弁術を要する．
　86歳の下腿汗孔腫切除症例を供覧する（図3）．

4) 顔で拘縮が問題となる部位の皮膚外科

　鼻や眼瞼に皮膚欠損ができた場合，保存的に上皮化させると，皮膚が弛緩した高齢者であっても拘縮は必至である．鼻では鼻孔がつり上がったり，鼻が斜めに歪んだりする．眼瞼では眼瞼外反や兎眼が生じて視力低下が見られることがある．皮膚欠損が生じた時点から3～4週以内には，皮弁などを用いた再建を行わなければ拘縮を生じる．
　67歳の鼻翼部有棘細胞癌切除症例を供覧する（図4）．切除断端は陰性であった．

5) 眼瞼周囲の皮膚外科

　眼瞼周囲の皮膚外科では，皮膚緊張度の低い高齢者であっても，縫縮によって眼瞼外反や兎眼を生じやすい．しかし，眼瞼からある程度離れていれば縫縮しても問題ない．腫瘍外側の皮膚切開予定部を2本の鑷子で引き寄せてみて，眼瞼が引きつれたりしないことを確認すればよい．

第Ⅱ章 高齢者治療のコツとピットフォールを知る

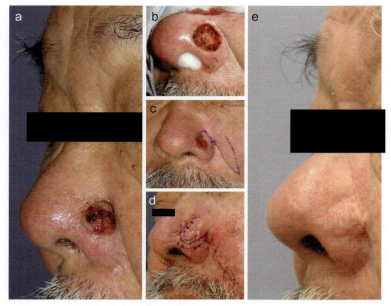

図4　67歳の鼻翼部有棘細胞癌切除症例
　a：左鼻翼に結節状皮膚腫瘍．
　b：軟骨膜上で切除．
　c, d：19日後に鼻唇溝皮弁で皮膚欠損部を再建．
　e：術後1年8ヵ月の状態．鼻の変形は見られない．

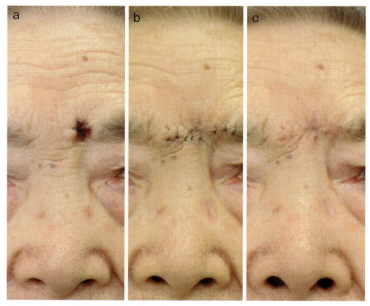

図5　84歳の眉毛内側部基底細胞癌切除症例
　a：左眉毛内側に結節潰瘍型と思われる基底細胞癌．
　b：念のため眼輪筋を含めて切除．
　c：術後7日目の状態．

　84歳の眉毛内側部基底細胞癌切除症例を供覧する（図5）．切除断端は陰性であった．

4 日常生活指導のコツとピットフォール

鈴木みずえ，内藤智義，古田良江

ここが大事！

- フレイル，ロコモティブシンドローム，サルコペニア，老年症候群を予防するために，日常的に運動，食事，睡眠などの生活習慣を維持することや，それを活性化させるための家族や地域の人々との交流や活動を促進する必要がある．
- 高齢者の摂食・嚥下障害は，不適切な食事摂取状況がさらに摂食障害を悪化させることがあるため，食事環境への生活指導が重要である．
- 排泄障害を伴う高齢者では，失禁関連皮膚障害（incontinence-associated dermatitis：IAD）を併発しやすくなるため，皮膚観察とスキンケアが重要である．
- 高齢者のエンド・オブ・ライフケアは，多職種連携で時間をかけて高齢者と家族の意思をサポートするプロセスが重要である．

1) 加齢に伴う高齢者の特徴：フレイル・サルコペニア・ロコモティブシンドローム・老年症候群と生活指導

　高齢者は加齢に伴う心身機能の衰退に起因する老年症候群が引き起こす異常を体験しながらも，様々な危機を乗り越えて人生最終段階の英知[1]を獲得できる時期でもある．しかしながら，老年期は心身機能の衰退による心身の自律と依存のバランスを整えるために様々な生活指導が必要となる．特に骨粗鬆症・転倒・骨折は，図1に示したように生理的老化を基盤とした身体機能や活動量の低下に関係してロコモティブシンドローム，フレイルは高齢者の移動能力を低下させ，転倒・骨折を引き起こしやすく，その結果，容易に高齢者を廃用症候群から生活の質を著しく低下させる寝たきりなどの要介護状態に陥らせてしまう．これら加齢に伴う高齢者の特徴であるフレイル，ロコモティブシンドローム，サルコペニア，老年症候群を予防する生活指導が最も必要とされる．

　高齢者の心身の機能は加齢によって低下し，加齢による筋力の変化は，50歳まで維持され，50歳から70歳では10年間に15％ずつ減少するといわれている[2]．進行性および全身性の骨格筋量および骨格筋力の低下が特徴であるサルコペニア（sarcopenia）を基盤に高齢者は転倒しやすく，また転倒による骨折を起こしやすい[3]．

　サルコペニアだけでなく，近年の新しい高齢者の加齢に伴う身体徴候の概念として，ロコモティブシンドローム，フレイルなどがある．「ロコモティブシンドローム（和名：運動器症候群）」は移動能力・バランス機能低下状態などから歩行障害を起こしやすく，フレイルは生理的予備力の低下によってストレスに対する脆弱性が増大し，その結果，転倒・骨折しやすい（表1）．それぞれが相互に影響し合い，認知症，転倒・骨折，老年症候群などの悪循環を引き起こしやすい．サルコペニア，ロコモティブシンドローム，フレイルといった言葉は，近年の超高齢社

第Ⅱ章　高齢者治療のコツとピットフォールを知る

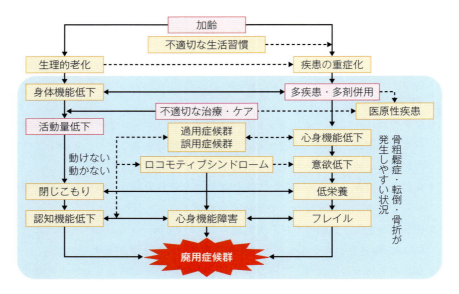

図1　高齢者のフレイル，ロコモティブシンドローム，サルコペニアと転倒・骨折を起こしやすい状況

表1　新しい高齢者の加齢に伴う身体徴候の概念

ロコモティブシンドローム：2007年，日本整形外科学会が超高齢社会を迎えた日本の未来を見据え，提唱した概念．筋肉や骨，関節，軟骨，椎間板といった運動器の障害によって移動機能の低下をきたして，要介護になったり，要介護になる危険の高い状態になったりすることを「ロコモティブシンドローム（和名：運動器症候群）」と呼ぶ．
サルコペニア：加齢に伴って筋肉が減少する老年症候群のひとつ．握力や歩行速度の低下など，機能的な側面も含まれている．
フレイル：高齢期に様々な生理的予備力の低下によってストレスに対する脆弱性が増大し，重篤な健康問題（障害，施設入所，死亡など）を起こしやすい状態．
老年症候群：加齢に伴い高齢者に多く見られる症状・徴候の総称のことであり，通常2つ以上の症状・徴候を合併し，要介護状態を引き起こす．代表的なものに転倒・骨折，機能障害（日常生活動作低下），摂食障害，排泄障害，認知機能障害，感覚機能障害，生活障害，寝たきりなどがある．

会における介護予防やプライマリケア重視とともに発展し，転倒・骨折，失禁，寝たきり，認知症などの老年症候群を予防するために生まれた概念[4]である．高齢者のこれらの加齢に対する身体の特徴を踏まえて包括的な予防に関するアセスメントの必要がある．

　高齢者のフレイル，ロコモティブシンドローム，サルコペニア，老年症候群の予防は，成人期からの健康の維持・増進，生活習慣病の予防が基盤となる．高齢者に対しては転倒・骨折をきっかけにフレイル，ロコモティブシンドローム，サルコペニアを引き起こすことが多いために，転倒・骨折予防のための下肢筋力の維持・向上，栄養と食事，運動と睡眠，定期的な心身機能のチェックなどが重要である．地域包括支援センターなどで実施されている転倒予防や介護予防教室の参加を勧めて，身体面の機能低下を予防しながら精神面での活性化を図るなど，心身両面でのフレイル・老年症候群の予防を行うことが生活指導のコツである．

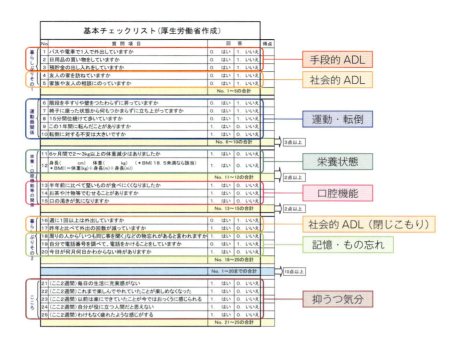

図2 基本チェックリストと評価項目
(https://www.mhlw.go.jp/topics/2007/03/dl/tp0313-1a-11.pdf を参考に作成)（2019年5月9日閲覧）

　フレイルのアセスメントツールとしては，介護保険の介護予防事業に導入されエビデンスもある25項目の「基本チェックリスト」の活用が推奨されている(図2)．判定は地域包括支援センターに報告される．評価の低い項目はそれぞれの機能の障害を有している可能性を示し，ハイリスクの場合は，介護支援専門員が本人の状態に合わせたマネジメントを行う．介護支援が必要な場合は，介護保険審査の申請をして介護保険サービスにつなげる．非該当の場合は，総合事業の一般介護予防教室を利用して，現在の心身機能の維持向上ができるように支援する．2015年に制定された「認知症施策推進総合戦略（新オレンジプラン）」における認知症初期集中支援チームは，認知症かもしれないが，病院に行きたがらない，親戚が遠方に居住しているため対応ができないなどの状況にある高齢者に対して，適切な医療や地域で支援をするようにサポートしようとするものであり，地域での対応困難な高齢者に対しては有効なアプローチである．

　ピットフォールとしては，転倒・骨折を契機に心身の機能が低下すると，行動や活動が制限されて廃用症候群を引き起こしやすく，容易にフレイルに陥りやすく，一度，そのような状態になるともとの健康状態に戻りにくいことである．高齢者は，一度，筋力が低下すると，フレイルからサルコペニア，さらにロコモティブシンドロームの悪循環に陥り，精神的にもうつ状態，認知症など精神機能も低下して，歩行障害や寝たきりを引き起こす．そのため，高齢者は健康な状況を維持し，フレイル，ロコモティブシンドローム，サルコペニア，老年症候群を予防するために，日常的に運動，食事，睡眠などの生活習慣を維持し，活性化させるための家族や地域の人々との交流や活動を促進する必要がある．単に廃用症候群の予防として転倒予防の

体操教室や運動訓練を推奨するのではなく，独自の生きがいや価値観に合わせてどのような生活を望んでいるのか，それぞれの高齢者の目的に合わせたアプローチが必要になる．

2) 高齢者の摂食・嚥下障害の特徴と治療・予防のための日常生活指導

　高齢者は加齢に伴い，要介護状態になると，摂食・嚥下障害を起こしやすい．摂食・嚥下障害は無症候性の脳血管障害や嚥下反射の遅れなどで起こりやすく，誤嚥性肺炎だけではなく，意欲の低下，脱水，栄養状態の悪化を招きやすい．下記のような日常生活指導を行うことで摂食・嚥下障害を改善させて，低栄養や誤嚥性肺炎を予防する必要がある．

　生活指導のポイントは，①食後に口腔ケアを行い，口腔内・咽頭の残留物を除去し，清潔を保つ，②嚥下機能に悪影響がある向精神薬や睡眠薬は誤嚥を起こしやすくなるため影響の少ない薬剤を検討する，③嚥下訓練法に嚥下機能スクリーン検査として水3mLを飲んでもらう改訂版水飲み検査などで判断する，などがあげられる．

　ピットフォールとしては，高齢者の摂食・嚥下障害では嚥下関連の筋肉の麻痺がすべての原因ではなく，食事摂取状況が不適切なためにさらに摂食障害を悪化させることがある．具体的には，介護力の不足，上肢の動きが悪い，座位保持困難など身体能力や環境の問題，認知症などがあげられる．解決法としては，①食卓と椅子の高さや距離を調整する (図3)，②脳血管障害などで上肢の運動機能に障害がある場合は，補助具や補助食器，滑り止めマットなど道具を活用する，③認知症による失認・失行・注意障害がある場合は，なじみの食器や好物を用意したり，過剰な視聴覚刺激(テレビや介護者の動きなど)を調整したりして，食事に集中できる環境をつくる，などが効果的である．

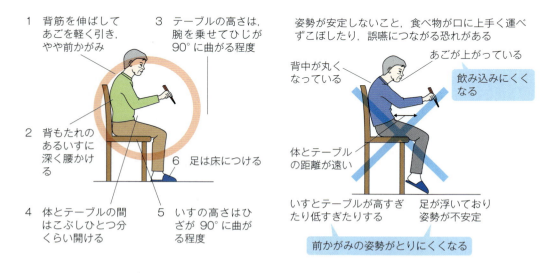

図3　食べやすい姿勢と食べにくい姿勢の例

3) 高齢者の排泄障害の特徴と治療・予防のための日常生活指導

　高齢になると頻尿，夜間頻尿，便秘，便失禁などの排泄障害を起こしやすい．排尿障害に関しては，排尿困難の場合には神経因性膀胱，男性の場合は前立腺肥大，女性の場合は，過活動膀胱などが起きやすい．失禁では蓄尿障害による尿失禁（切迫性尿失禁，腹圧性尿失禁，機能性尿失禁，溢流性尿失禁）があり，これらの原因に対する生活指導が必要になる．

　排尿障害への生活指導では，水分摂取やトイレ習慣についての指導，排尿間隔の延長や膀胱容量を増加するための膀胱訓練，排尿誘導，女性の場合には骨盤底筋訓練により失禁や頻尿の症状を改善させる[7]．排便障害への生活指導では，規則正しい食事時間と食物繊維の多い食事・適度な運動・水分摂取の指導，定期的にトイレに行って排便を試みる排便習慣指導など普段の生活習慣を改善が中心となる．

　尿・便失禁がある高齢者では排泄物が皮膚に付着することで化学的刺激となり，失禁関連皮膚障害（incontinence-associated dermatitis：IAD）（図4）を併発しやすくなるため，皮膚観察とスキンケアが重要となる．スキンケアのピットフォールとして，頻回な洗浄や拭き取りにより機械的な刺激が加わることでさらに皮膚障害が悪化することがあるため，愛護的なスキンケアを行うことが必要である．解決法として，弱酸性の洗浄剤と皮膚被膜剤による保湿や保護をすると，尿・便失禁に関連した皮膚障害の発症を減らすことができる．

4) 高齢者のエンド・オブ・ライフケア

　高齢者は転倒・骨折，脳血管障害などをきっかけに容易に日常生活の援助が必要な要介護の状況を引き起こしやすい．さらに老年期は「人生の最終段階」であり，全人的な医療の視点から，死を迎える患者とその家族の生活の質の維持・向上に重点をおいたエンド・オブ・ライフケアの時期でもある．

　本人や家族の希望に応じて最後まで地域での生活が送れるように支援するのがエンド・オブ・

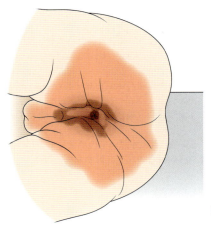

図4　失禁関連皮膚障害（IAD）

第Ⅱ章　高齢者治療のコツとピットフォールを知る

ライフケアである．コツは，生活の質を高めるように，医師，看護師，理学療法士，作業療法士，栄養士，介護支援専門員（ケアマネジャー），介護士，さらに高齢者の持つ健康障害に応じて皮膚・排泄ケア（Wound, Ostomy and Continence：WOC）認定看護師，認知症看護認定看護師などを含めた多職種チームで生活と意思決定の支援をすることである．意思決定のポイントは，①治療に関しては，本人の意思を尊重する，②認知症が重度のために本人が意思決定できない場合，家族から本人が元気であった頃にどのように言っていたかを聴取し，本人の意思をくみ取り，家族とともに決定する，③家族個人の意思ではなく，本人の考え方や価値観からどのように現状をかんがえるのか，本人の意思を最も知りうる家族からの情報や考え方を尊重することである[8]．

自分の意思を伝えられる時期からアドバンス・ケア・プランニングやアドバンス・ディレクティブを行うことにより，意思決定能力が低下した場合でも意思が尊重された治療・ケアが提供されやすくなる．高齢者自身の意思決定が難しい場合は，家族に協力を得ることになるが，家族としての意思と高齢者の代理人としての意思に相違があれば，葛藤することになる．そのため，医療者は双方の意思を区別して対応をする．

あらかじめ意思表明がされていたとしても，本人の意思は変化することがピットフォールである．差し迫った状況での対話であっても，本人不在であってはならない．認知症が進行し，言語的な会話の内容が理解しにくい状況になっても，意思がなくなるわけではない．現在の意思を表情や動作からくみ取る対応が望まれる．

本人の意思決定を重視することは人生の最終段階だけではなく，人生そのものの意味を問うものであるだけに，エンド・オブ・ライフケアは医師・看護師・介護職・介護支援専門員・作業療法士・理学療法士・社会福祉士など多職種連携で時間をかけて高齢者と家族の意思をサポートするプロセスが重要となる．

文献

1) エリク・H. エリクソンほか：Vital involvement in old age, with Joan『老年期―生き生きしたかかわりあい』，朝長正徳・朝長梨枝子（訳），みすず書房，1990
2) 荒井秀典：日本老年医学会が提唱する「フレイル」予防の意義と最新知見．日本医事新報 **4716**: 12-14, 2014
3) 原田　敦ほか：サルコペニアに対する臨床的アプローチ．Geriatric Medicine **48**: 217-220, 2010
4) 松井康素：【ロコモティブシンドローム・運動器疾患のリハビリテーション-up to date-】サルコペニアとフレイルの概念と予防　ロコモティブシンドロームとの関連性を含め．The Japanese Journal of Rehabilitation Medicine **53**: 894-899, 2016
5) 公益財団法人長寿科学振興財団健康長寿ネット：高齢者の低栄養対策ための食生活とは https://www.tyojyu.or.jp/net/kenkou-tyoju/koureisha-shokuji/shokuji-katsudou.html（2019 年 5 月 9 日閲覧）
6) 認知症ネット：不眠・睡眠障害・昼夜逆転の対応　　https://info.ninchisho.net/symptom/s140（2019 年 5 月 9 日閲覧）
7) 日本排尿機能学会　過活動膀胱ガイドライン作成委員会（編）：過活動膀胱診療ガイドライン，ブラックウェルパブリッシング，p.25-31，2005
8) 鈴木みずえ：エンド・オブ・ライフにある認知症高齢者の意思決定のポイント，パーソン・センタードな視点から進める急性期病院で治療を受ける認知症高齢者のケア，鈴木みずえほか（編），日本看護協会出版会，p.90，2013

第Ⅲ章
高齢者の皮膚疾患診療の
コツを学ぶ

第Ⅲ章　高齢者の皮膚疾患診療のコツを学ぶ

1 乾燥肌の本質を見極める～老人性乾皮症，尋常性魚鱗癬，皮脂欠乏症

秋山真志

ここが大事！

- 皮膚角層バリア機能には，inside-to-outside バリアと outside-to-inside バリアがあり，乾燥肌の誘因となるのは inside-to-outside バリアの障害である．
- 表皮脂質，特にセラミドが，角層バリア機能には重要であり，表皮脂質の減少は，乾燥肌の誘因となる．
- 老人性乾皮症の誘因として，表皮脂質の減少，天然保湿因子の減少，角層細胞のターンオーバーの低下があげられる．

1) 乾燥肌の発症因子

　症候としての乾燥肌（ドライスキン）の発症因子は，多彩である．尋常性魚鱗癬の病因であるフィラグリン遺伝子変異はアトピー性皮膚炎の患者の一部でドライスキンの重要な要因となっている．老人性乾皮症，アトピー性皮膚炎，一般の皮脂欠乏症のそれぞれの発症機序には，共通のものもあれば，固有のものもある．それぞれの乾燥肌の発症因子をしっかりと理解することが，乾燥肌のケアにおいては重要である．本項では，乾燥肌の発症機序を，皮膚バリア障害，皮脂欠乏症，加齢による皮膚変化の3つの面から，述べたい．

2) 「皮膚バリア障害」の本質

A．皮膚バリアとは

　ヒトの皮膚の最も重要な働きのひとつが外界に対するバリア機能である．そのバリア機能の要が皮膚最表面の角層であり，角層のバリア機能により，体表面からの水分蒸散量はコントロールされ，さらに外からの異物の侵入が防がれている．バリア機能に重要な角層の構造は，角層細胞間脂質層，corneocyte lipid envelope と呼ばれる表皮細胞の細胞膜自身が一層のセラミドで置き換わった脂質膜，cornified cell envelope と呼ばれる表皮細胞の細胞膜の裏打ち構造，角化細胞質内のケラチン・フィラグリン溶解産物である（図1）．これらの構造が健全に形成されて，はじめて皮膚角層はバリアとして正常に機能することが可能となる．

　表皮バリア機能は，体の内側から外側へのバリア（inside-to-outside バリア）（図2）と，体の外側から内側へのバリア（outside-to-inside バリア）との両方向性のバリアとして働いている．

B．尋常性魚鱗癬の病因，フィラグリン遺伝子変異と角層バリア機能障害の臨床的意義

　2006年，スコットランドの Dundee のグループは，欧州人において，尋常性魚鱗癬の病因としてフィラグリンをコードする遺伝子 FLG に2つの頻度の高い遺伝子変異を同定した．その後，

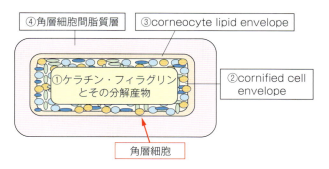

図1　角層バリアを構成する4大構造

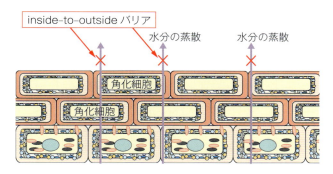

図2　角層のinside-to-outsideバリアは経表皮水分蒸散を抑制している

　フィラグリン遺伝子変異がアイルランド人のアトピー性皮膚炎患者の約半数で認められることが報告されると，欧州で数多くのケースコントロールスタディが施行され，アトピー性皮膚炎患者のフィラグリン遺伝子変異保有率には，18％から57％とばらつきは認められるものの，いずれの研究においてもフィラグリン遺伝子変異とアトピー性皮膚炎が強く相関することが示された．2009年の主に欧州人を対象とした研究のメタアナリシスでは，アトピー性皮膚炎患者の21.6％がフィラグリン遺伝子変異を有していると報告され，フィラグリン遺伝子変異による皮膚バリア機能障害がアトピー性皮膚炎発症に重要な役割を果たしていることは，誰もが認めるところとなった[1]．

　われわれは，多数の日本人尋常性魚鱗癬家系において，FLGの遺伝子変異検索を行い，7つの日本人固有の（あるいは，アジア人固有の）新規遺伝子変異を同定した．2009年，われわれは，われわれの同定した日本人のFLG遺伝子変異について，日本人アトピー性皮膚炎患者を対象としてスクリーニングし，これらのFLG変異は，日本人アトピー性皮膚炎患者群の27％以上に見られ，日本人においてもFLG遺伝子変異がアトピー性皮膚炎の重要な発症因子であることを示した．

　現在，フィラグリンの変異がアトピー性皮膚炎を引き起こすメカニズムとしては，フィラグリン減少に起因する皮膚のoutside-to-insideバリアの障害が，ダニ，ネコのふけなどの種々の，

第Ⅲ章　高齢者の皮膚疾患診療のコツを学ぶ

主に蛋白・アレルゲンの皮膚への侵入を容易にし，その結果，経皮感作が亢進し，IgE 高値と皮膚炎を引き起こすという説が有力である[2]．バリア障害からアトピー性皮膚炎が誘発されるメカニズムは複雑で，免疫学的応答，炎症反応が重要な役割を果たしていると考えられる．

C．加齢と皮膚バリア

　皮膚バリアが果たす役割についてのフィラグリンについてのデータから，アトピー・アレルギー疾患との関連において，皮膚バリアの重要性が明らかになってきたことになる．そこで，本項の主題である，高齢者の皮膚バリアであるが，加齢によって，他の多くの身体機能と同様に皮膚バリア機能も減弱するように思われがちであるが，本当にそうなのであろうか．

　加齢による outside-to-inside バリアへの影響のデータによると，outside-to-inside バリアは加齢によっては減弱せず，異物の透過性は，かえって低くなることが報告されている[3]．さらに，加齢による，inside-to-outside バリアへの影響であるが，加齢で経表皮水分蒸散量（transepidermal water loss：TEWL）は，かえって低くなるなど，加齢により inside-to-outside バリアは減弱しないことが示されている．これらの結果には，高齢者における表皮細胞のターンオーバーの低下や，皮膚表面の乾燥が微妙に影響している可能性があり，本当に高齢者でバリア機能が低下していないか，その結論は今後の研究データを待たなければならない．

3)　「皮脂欠乏症」の本質

　バリア機能にとって重要な角層の要素のうち，表皮脂質からなる構造は2つある．ひとつは，角層細胞間脂質であり，もうひとつは，表皮細胞の細胞膜が角化の際に，超長鎖脂肪酸を有するセラミドで置換されて作られる単層のセラミドの膜，corneocyte lipid envelope である．角層細胞間脂質層を形づくっている脂質の主な成分は，セラミド，遊離脂肪酸，コレステロールである．それらのうち，セラミドは角層細胞間脂質層の正常な形成と皮膚バリア機能にとって，非常に重要である．また，セラミドは，角層細胞間脂質層の大きな割合を占める成分として重要なだけでなく，角層細胞間脂質層の土台，あるいは，基盤（scaffold）として特に大きな役割を果している corneocyte lipid envelope を形成している．角化した細胞の細胞膜は，細胞質側からのインボルクリン，ロリクリンなどの裏打ち蛋白の結合によって厚くなり cornified cell envelope（あるいは，周辺帯）という厚く，強固な裏打ち構造を形成している．この cornified cell envelope の外側の，角化する前に細胞膜が存在した位置に corneocyte lipid envelope と呼ばれる一層のセラミドからなる，疎水性の層が取り巻いており，さらにその外側に，角層細胞間脂質層の多重層状構造が見られる．この cornified cell envelope と角層細胞間脂質層の多重層状構造の間に介在する脂質層 corneocyte lipid envelope は，内側では，cornified cell envelope と強固に結合し，外側では，角層細胞間脂質の多重層が形成される際の土台，基盤（scaffold）として働いている[4]．この corneocyte lipid envelope は，ω-ハイドロキシ超長鎖脂肪酸セラミドを多く含んでいて，それらの ω-ハイドロキシ超長鎖脂肪酸セラミドが cornified cell envelope の外側部で，cornified cell envelope 内のグルタミン/グルタミン酸残基とエステル結合により強く結びついているので，角層細胞間脂質層の形成の際の scaffold として働けるのである．cornified cell envelope は，表皮細胞の持つ脂質や酵素の輸送顆粒である層板顆粒に由来し，cornified cell enve-lope を形成する脂質は，層板顆粒の膜に由来する可能性が示されている．いずれにしても，セラミドは，角層細胞間脂質層の成分としても，また，角層細胞間脂質層の形成の土台として重要な cornified cell envelope の成分としても，皮膚角層のバリア機能の要として働いている．

　このようにセラミドを中心とする表皮脂質は，皮膚のバリアのキー・プレイヤーである．加齢と角層の脂質層の形成の関係については，種々の研究データがある．まず，加齢により，角層細胞間脂質層の低形成や層板顆粒から分泌される脂質の減少が認められている．さらに，表皮の sphingomyelinases と ceramide synthase の活性は，加齢により減弱することが示されている．トリグリセリドの減少や，セラミドの減少も報告されており，加齢により角層細胞間の脂質は減少し，角層細胞間脂質層の低形成が起こると考えられる．すなわち，高齢者では，表皮脂質の減少により，少なからず，角層のバリア機能の脆弱性の存在が推察される．高齢者に見られる皮脂欠乏症，皮脂欠乏性皮膚炎は，高齢者での表皮脂質の減少と密接に関連していると思われる．

4) 「老人性乾皮症」の本質

A. 皮膚のバリア機能障害と乾皮症

　老人性乾皮症を含めた乾皮病（ドライスキン）の成立機序には，重要な3つの要素があげられる．ひとつ目は，角層のバリア機能障害，特に，inside-to-outside バリアの障害である．inside-to-outside バリアの働きによって，体表面からの水分蒸散量はコントロールされ，角層水分量が保たれ，乾燥肌になるのが防がれている．この皮膚の inside-to-outside バリア機能が障害されると皮膚表面からの水分蒸散量（TEWL）が上昇し，角質の水分含有量が減少し，乾燥肌，ドライスキンの誘因となる．しかしながら，上述のように，高齢者では，アトピー性皮膚炎患者とは異なり，必ずしも，inside-to-outside バリアが障害されているわけではない．加齢による out-side-to-inside バリアへの影響のデータによると，outside-to-inside バリアは加齢によっては減弱せず，異物の透過性は，かえって低くなることが報告されている[3]．さらに，加齢による，inside-to-outside バリアへの影響であるが，加齢で，TEWL は，かえって低くなるなど，加齢により inside-to-outside バリアは減弱しないことが示されている．上述のように，これらのデータが本当に高齢者の皮膚バリア機能が減弱していないことを示しているのか，さらなる検証が必要であろう．

B. 天然保湿因子と乾皮症

　2つ目の重要な要素は，天然保湿因子である．天然保湿因子は，われわれの皮膚の水分保持に必須の因子であり，アミノ酸とその代謝物から構成されている．表皮細胞が産生するフィラグリンが，角化の過程で蛋白質分解酵素の作用を受けて分解され，最終的にはアミノ酸レベルにまでなるが，このフィラグリンの分解産物が，天然保湿因子の主体となる．角層での水分保持力の強いアミノ酸の量は加齢により減少し，加齢によるフィラグリンとフィラグリン由来天然保湿因子の減少も示されている．その他の天然保湿因子の減少も認められ，加齢により角層

第**Ⅲ**章　高齢者の皮膚疾患診療のコツを学ぶ

細胞の天然保湿因子は減少するようである．この天然保湿因子の減少は，高齢者の乾燥肌のひとつの要因となっていると考えられる．

C．角層細胞のターンオーバーと乾皮症

　乾皮症の発症において，3つ目の重要な要素は，角層細胞のターンオーバーと剥離機構である．加齢と角層細胞のターンオーバー，剥離機構の関係であるが，加齢により角層細胞のターンオーバーは遅くなることが知られている．また，老人性乾皮症の角層では角層細胞の剥離が起こりにくくなると考えられている．すなわち，加齢により角層細胞は角層に長くとどまるようになることになり，結果的に，角層表面に存在する細胞がドライな外部環境に曝される時間が長くなり，細胞内の水分量が，さらには，角層水分量が減少することにつながる．これも，おそらく，高齢者の乾燥肌の原因のひとつとなっているであろう．

D．高齢者の乾皮症の本質

　Luebberding ら[5] のデータでは，加齢による TEWL の増加は認められないが，角層水分量は，確実に減少していることが示されている．すなわち，加齢によりバリア機能は低下しないと考えられるにもかかわらず，加齢により角層水分量は確実に減少し，ドライスキン（老人性乾皮症）になっているのである．加齢により皮膚バリア機能は低下しないと考えられるが，高齢者では，角層脂質は減少し，さらに，天然保湿因子も減少している．また，角層細胞のターンオーバーが低下しているため，ひとつの角層細胞は，若年者に比べて長時間，角層内に留まることになり，ひとつひとつの角層細胞の乾燥が進む（表1）．すなわち，若年者のアトピー性皮膚炎に見られるドライスキンでは，皮膚バリア機能の低下が乾皮症の重要な原因のひとつであるが，高齢者における乾皮症においては，表皮脂質の減少，天然保湿因子の減少と角層細胞のターンオーバーの低下が，大きな役割を果たしていると考えられる（図3）．この高齢者における乾皮症の本質を正しく理解することが重要である．

表1　乾燥肌の原因として推測されている現象とその考えられる誘因

乾燥肌の種類	原因として推測されている現象	左記現象の考えられる誘因
老人性乾皮症	表皮脂質の減少	加齢，環境因子，生活習慣
	天然保湿因子の減少	加齢
	角層細胞のターンオーバーの低下	加齢
アトピー性皮膚炎のドライスキン	角層バリア機能の低下（inside-to-outside バリア）	皮膚炎の存在，フィラグリン遺伝子変異，環境因子，生活習慣
	表皮脂質の減少	皮膚炎の存在，環境因子，生活習慣
	天然保湿因子の減少	フィラグリン遺伝子変異，皮膚炎の存在

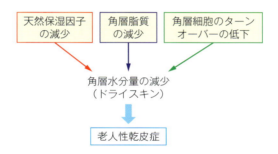

図3 老人性乾皮症の発症因子
　老人性乾皮症の本質は，天然保湿因子の減少，角層皮質の減少，角層細胞のターンオーバーの低下による角層水分量の減少と考えられる．

5）乾燥肌への対処法

　以上，述べたように，加齢により皮膚バリア機能は低下するとはいえないようである．おそらく，高齢者の皮膚の乾燥は，皮膚バリア機能の低下を主因とするものではなく，①天然保湿因子の減少，②角層脂質の減少と③角層細胞のターンオーバーの低下という3つの要因が絡み合って起こってくるものなのであろう．

　そうであれば，基本的な対処法は，天然保湿因子と角層脂質の減少の影響を，保湿剤を用いてなるべく少なくすることであろう．角層細胞のターンオーバーの低下を回復させて若々しい肌を得るという意味で，美容の領域ではケミカル・ピーリングなどが行われるが，老人性乾皮症対策には，角層ターンオーバーを回復させる方法は，あまり現実的ではないように思われる．

　また，単なる乾皮症ではなく，皮脂欠乏性湿疹，乾皮症性湿疹を併発している場合は，保湿剤による保湿だけでなく，湿疹・皮膚炎の治療も重要であることは述べるまでもない．皮脂欠乏性湿疹，乾皮症性湿疹の併発という点では，乾皮症による痒みも大きな問題となる．痒みがあることにより，搔破による皮膚炎を起こしてくる原因になるからである．しがって，乾皮症に対しては，痒み対策も非常に重要である．

文献

1) Nemoto-Hasebe I et al: Clinical severity correlates with impaired barrier in filaggrin-related eczema. J Invest Dermatol **129**: 682-689, 2009
2) 秋山真志：各科臨床のトピックス：フィラグリン遺伝子変異とアトピー性皮膚炎．日本医師会雑誌 **138**: 2536-2537, 2010
3) Tagami H: Functional characteristics of aged skin. Acta Dermatol Kyoto **66**: 19-21, 1972
4) Akiyama M: Corneocyte lipid envelope (CLE), the key structure for skin barrier function and ichthyosis pathogenesis. J Dermatol Sci **88**: 3-9, 2017
5) Luebberding S et al: Age-related changes in skin barrier function-Quantitative evaluation of 150 female subjects. Int J Cosmet Sci **35**: 183-190, 2013

第Ⅲ章　高齢者の皮膚疾患診療のコツを学ぶ

2 アトピー性皮膚炎の年齢的変化を考える

戸倉新樹

ここが大事！

■ 高齢者アトピー性皮膚炎は小児期のアトピー性皮膚炎と臨床症状が甚だしく異なる．そのため，過去に高齢者の湿疹性病変をアトピー性皮膚炎と診断することには躊躇があった．

■ フィラグリン遺伝子変異の検討が突破口となり，高齢期アトピー性皮膚炎の診断が力強く行われるようになった．

■ 過去において，皮脂欠乏性湿疹，貨幣状湿疹，自家感作性湿疹，紅皮症などと診断されてきた症例の多くがアトピー性皮膚炎であった可能性が高まっている．

■ 高齢期アトピー性皮膚炎は乾燥皮膚を背景とするものの，小児アトピー性皮膚炎の特徴をほとんど失っている．高齢者の湿疹性病変では常にアトピー性皮膚炎である可能性を考える必要がある．

1) アトピー性皮膚炎（AD）の年齢に伴う頻度

　アトピー性皮膚炎（atopic dermatitis：AD）は，皮膚のバリア異常と皮膚をはじめとする全身性のアレルギーがともに見られる疾患である．皮膚バリアも免疫・アレルギーも，乳児から高齢者にいたるまで変化を続け，しかもこれらは相互にかかわっているため，AD の皮膚病変は年齢とともにダイナミックに変わっていく．

　一方，統計上 AD 自体の頻度も変化する．厚生労働科学研究・アトピー性皮膚炎治療ガイドライン 2008 によれば，AD の有症率は 4 ヵ月で 12.8%，3 歳で 13.2%，小学 1 年で 11.8%，小学 6 年で 10.8%，20 歳代で 9.4%，30 歳代で 8.3%，40 歳代で 4.8%，50＋60 歳代で 2.5%である[1]．乳児の AD の頻度は約 6 人に 1 人といわれることが多く，実際にはこの有症率統計の数字は控えめかもしれない．

　また，AD のバリア異常の代表的原因であるフィラグリン（FLG）遺伝子変異は健常人でも 3% 程度見られることを考慮すると[2]，50＋60 歳代に AD 有症率が 2.5%まで低下するのは奇異な印象を受ける．すなわち高齢者の AD は，AD と診断されずに別の形をとっているのかもしれない．ここでは代表的皮膚疾患である AD の高齢者での皮疹型を記したい．

2) AD の臨床経過に基づくタイプと老人性 AD

　AD の臨床経過は様々である（図 1）．AD は通常，幼少時期，多くは乳児期に発症して，長じるに従い軽快する（通常型）．軽快時期は個々の患者によって異なるが，20 歳頃までにかなりの患者は必要なときだけの医治でコントロールできるまでになろう．しかし，成人になるまで存

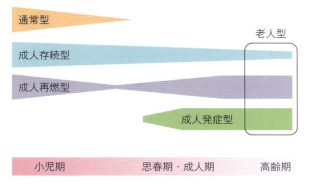

図1　アトピー性皮膚炎の種々の臨床経過

続し，ほぼ生涯にわたって治療を要する患者もいる（成人存続型）．あるいは通常型のように幼少時に発症し，いったん改善したのち，大学進学での転居や就職を契機に再燃するタイプも存在する（成人再燃型）．さらには幼少時期には特段の AD 病変を自覚せず，成人になって湿疹性病変が始まり，それが慢性化する AD 患者も存在する（成人発症型）．

近年，「老人性 AD」という表現をしばしば見聞きするようになった．その実態は明確になっているとはいえないが，高齢化社会を背景に患者数が増加していることは事実であろう．恐らく老人性 AD には，成人存続型，成人再燃型，成人発症型の終末像が含まれていると考えられる．

3) 皮膚バリア障害と Th2 反応

皮膚最外層の角層はバリアの働きを持ち，角質細胞と角質細胞間脂質が層状に重なるミルフィーユ状態になっている．AD は角層バリアが障害され血清 IgE 値が高い外因性 AD（通常型）と，角層バリア障害が軽度で血清 IgE 値が正常の内因性 AD に分けることができる[3]．外因性 AD の頻度が約 80% であることを考慮すると，AD 患者の約 80% は角層バリアが障害されており，蛋白抗原が角層を通過しやすい．バリアの構造蛋白にフィラグリンがあり，その遺伝子変異はフィラグリン低下をもたらす．フィラグリン遺伝子変異は AD 患者の 20〜30% に存在するが，それ以外の機序でフィラグリン低下がもたらされる可能性もある．皮膚バリア機能の障害は，表皮樹状細胞である Langerhans 細胞の働きにより蛋白抗原に対する Th2 反応を誘導する．蛋白質に対する経皮感作の誘導は，食物アレルギーなどでも成因にもなりうる．

AD はアレルギー性皮膚疾患の代表であり，免疫学的な異常が起こっているが，それは表皮の異常に基づく，あるいは表皮と一体化した反応である．バリア異常があればアレルギー反応も増強するし，アレルギー反応があればバリアにも異常をきたす．高齢者では皮膚バリア機能は低下するが，免疫能も低下し，小児期 AD とは異なった臨床症状を呈する．

第Ⅲ章　高齢者の皮膚疾患診療のコツを学ぶ

4) AD 皮膚症状の年齢的変化

表 1 に小児期，思春期・成人期，高齢期と分けた年齢層別の AD の臨床症状の違いを示す．

表 1　各年齢層に見られうる AD 皮膚症状

	小児期	思春期・成人期	高齢期
鳥肌様皮膚炎（goose flesh-like skin）	○		
尋常性魚鱗癬（ichthyosis vulgaris）	○	○	○
手掌皺亢進（palmar hyperlinearity）	△	○	○
膝窩，肘窩の湿疹		○	
眉外側 1/3 の脱毛（Hertoghe sign）		○	○
下眼瞼の皺（Dennie-Morgan fold）		○	○
舌なめずり皮膚炎（lick dermatitis）	○	○	
ズック靴皮膚炎	○		
白色皮膚描記法（white dermographism）	○	○	
赤鬼様顔貌（red face）		○	○
さざなみ様色素沈着（dirty neck）		○	○
手湿疹	○	○	○
老人性乾皮症			○
皮脂欠乏性湿疹			○
貨幣状湿疹	○	○	○

A. 乾燥肌に基づく症状の変化

　一般的に皮膚バリアの障害は，乾燥肌として見られ，AD に伴うものは atopic dry skin として知られている．特に毛包一致性の異常角化が目立つ鳥肌用皮膚炎（goose flesh-like skin）は小児に見られる atopic dry skin の典型である．鳥肌用皮膚炎は思春期以降になると目立たなくなり，高齢者では見られない．

　乾燥肌がフィラグリン遺伝子変異に基づく場合，その典型的な症状は，尋常性魚鱗癬（ichthyosis vulgaris）と手掌皺亢進（palmar hyperlinearity）である[4]．

a）尋常性魚鱗癬

　尋常性魚鱗癬は乾燥肌の極型であり，下腿前面に特徴的に認められ，特に冬季に顕著に現れる．フィラグリン遺伝子変異に基づく皮膚病変であるため，小児から高齢者まで広い年齢層に見られるが，その程度は個々人によって差がある．図 2 に掲げる 3 名の AD 患者は皆フィラグリン遺伝子変異がある．患者 A は典型的な尋常性魚鱗癬といってよい．患者 B は尋常性魚鱗癬であるが，医師によっては老人性乾皮症と診断するかもしれない．患者 C を尋常性魚鱗癬と診断する医師は少なく，せいぜい老人性乾皮症と診断するぐらいであろう．フィラグリン遺伝子が尋常性魚鱗癬の責任遺伝子であることが発見されるまで，尋常性魚鱗癬という診断は余程のことがないと使われなかった．フィラグリン遺伝子の検索は一部の施設に限られるとはいえ，現在は「乾燥肌」のなかに多くの「遺伝子変異で診断される尋常性魚鱗癬」が含まれているこ

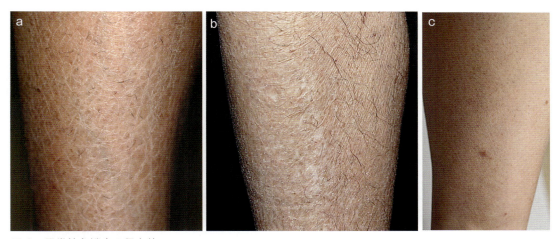

図2　尋常性魚鱗癬の程度差
　a：55歳女性．
　b：40歳男性．
　c：41歳女性．

とが明らかになっている．

　尋常性魚鱗癬の程度に個人差が現れる理由は明確ではないが，環境要素が大きいと考えられる．冬季に尋常性魚鱗癬が著明になるのは，乾燥環境で鱗屑が目立つためである．保湿剤などの塗布によるスキンケアは鱗屑を抑えるため，尋常性魚鱗癬の発現も抑制する．

b）手掌皺亢進

　フィラグリン遺伝子変異は手掌の皺を目立たせる．手掌皺亢進は，手相の感情線，頭脳線，生命線が明瞭で深い皺であることを特徴とするが，皺は併走する二重線のこともある．手掌皺亢進の判断にとってそれ以上に重要なのが，母指球の細かい皺である．母指球の皺は縦横に碁盤や将棋盤の目のように走っている．これがフィラグリン遺伝子を持っている患者は明瞭に見える．細かい皺の集まりは手相学的にはグリル（格子紋）といい，グリルは出現する場所によって吉の場合と凶の場合がある特殊紋であるという．ちなみに母指球は手相学では金星丘といい，金星丘の明瞭なグリルは，家庭円満を表すよい印であるらしい．

　図3の8名のAD患者はすべてフィラグリン遺伝子変異がある．手掌皺亢進は年齢に依存し，40歳代ぐらいからより明瞭になり，高齢者ではより明確になる．したがって，高齢期AD患者の視診の項目として重要である．一方，小児でも手掌皺亢進は判定できる場合もある．注意すべきは，フィラグリン遺伝子が正常でもプロフィラグリンのプロセシング酵素が働かなければ，フィラグリンモノマーはつくられない．そのために生じる手掌皺亢進もあると考えられる．

B．膝窩，肘窩の湿疹

　屈側部の湿疹は本来小児ADの特徴である．汗のなかに含まれる肥満細胞を刺激する蛋白質抗原やT細胞を刺激する金属（ニッケル，コバルト，クロム）によって湿疹反応が悪化するものと考えられる．こうした湿疹は長じるに従って認められなくなり，高齢者では見られない．膝窩，肘窩の湿疹の有無は，皮膚科医がADを診断するときに重用している皮膚病変である．高

第Ⅲ章　高齢者の皮膚疾患診療のコツを学ぶ

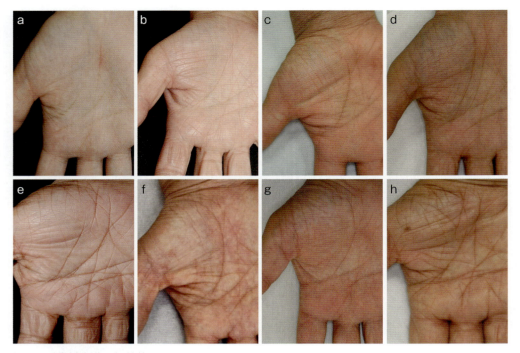

図3　手掌皺亢進の年齢差
　a：16歳女性．
　b：26歳男性．
　c：29歳男性．
　d：33歳女性．
　e：40歳男性．
　f：41歳女性．
　g：41歳男性．
　h：55歳男性．

齢者ではこのサインが使えないため，高齢期ADの診断上の困難さの一要因となっている．

C．Hertoghe sign（ヘルトゲ徴候），Dennie-Morgan fold（デニー・モーガン皺）

　両者とも眼周囲のサインであるがその意味合いは異なる．Hertoghe signは眉外側1/3の脱毛であり，長期の湿疹により脱毛したものと考えられ，外因性ADに多く，成人から高齢者でも観察される．ちなみにHertogheはアントワープの内科医で，元々は甲状腺機能低下症のサインとして提唱された．

　Dennie-Morgan foldは下眼瞼の皺であり，オランダからの報告では内因性ADに多いという[3]．日本人にも時に見られるが，内因性ADに特に見られるサインではなさそうである．高齢者の場合，下眼瞼にたるみが出るため，このサインが読み取りにくい．

D．舌なめずり皮膚炎，ズック靴皮膚炎

　これらのサインは，角層のバリア障害に起因し，それに引き続いて起こる湿疹反応であり，小児に特徴的で高齢者には見られない．

E. 白色皮膚描記法

皮膚をこすると正常人では赤くなるが AD では白くなる．AD 患児では診察時でも掻破することがしばしばあるが，自らの掻破によって線状の白色皮膚が現れる．バリア障害と皮膚血管反応の異常によると考えられる．小児から成人で見られ，高齢者では明瞭ではない．

F. 赤鬼様顔貌（red face），さざなみ様色素沈着（dirty neck）

両者とも成人期 AD の大きな特徴とされ，高齢期でも成人期の名残として見られる．赤鬼様顔貌は近年頻度が低下しているといわれ，その主因はタクロリムス軟膏の登場によるという意見もある．

G. 手湿疹

全年齢を通じて見られる．特に主婦に起こった場合，主婦湿疹と呼ばれる．頻回の手洗いでも生じやすい．

H. 老人性乾皮症，皮脂欠乏性湿疹

単なる高齢者の乾燥皮膚に基づく乾皮症や湿疹と見做されやすいが，本質的には AD によることも多い．フィラグリン遺伝子変異を有する患者もおり，老人性 AD と診断されていないだけなのかもしれない．

I. 貨幣状湿疹

AD の全年齢層に見られる掻破による滲出性の湿疹である．特に高齢者では乾燥皮膚を掻き壊して生じる．

5) 成人期から高齢期の AD の事例

40 歳代から 70 歳代 AD の事例を掲げることにより，高齢期 AD の診断のピットフォールを掲げたい．

A. 乾燥性湿疹と AD

40 歳男性（図 4）．乾燥性湿疹と診断されてきた．全身に鱗屑と紅斑を示し，色素沈着も全体的に見られた．全身にむらのないびまん性の湿疹性病変であり，部位により皮疹の軽重がなく，AD の診断が躊躇された．しかしフィラグリン遺伝子変異が確認され，手掌皺亢進も認められた．下肢の乾燥性皮疹は尋常性魚鱗癬と考え，胸部皮膚には白色皮膚描記法もあり，全体を AD と診断した．中年以降の AD は湿疹病変がびまん性になり，乾皮症とそれに基づく湿疹と区別が困難である．

B. 皮脂欠乏性湿疹と AD

63 歳女性（図 5）．幼少時から乾燥肌であった．時に湿疹が生じ外用薬を塗布していたが，症

第Ⅲ章　高齢者の皮膚疾患診療のコツを学ぶ

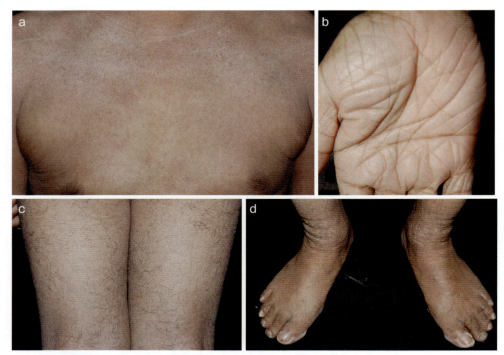

図4　アトピー性皮膚炎，40歳男性．フィラグリン遺伝子変異あり

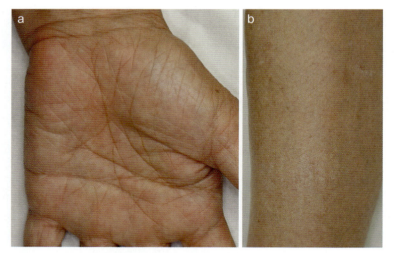

図5　アトピー性皮膚炎．63歳女性．フィラグリン遺伝子変異あり

状は軽かった．最近，特に冬季に皮膚の乾燥が顕著で瘙痒が強くなった．手掌皺亢進があり，フィラグリン遺伝子変異が確認された．下肢の乾燥性皮疹は，皮脂欠乏性湿疹と臨床的に診断されるが，遺伝子的には尋常性魚鱗癬と考えられる．幼少時からの全体像を踏まえて，ADと診断した．60歳を過ぎてから乾燥症状と湿疹が著明になるADがあることを示す．

C. 貨幣状湿疹（自家感作性皮膚炎）と AD

50 歳男性（図 6）．幼小児より乾燥肌であった．42 歳より湿疹が出現するようになった．体幹は乾燥し湿疹病変が散在していた．前腕は乾燥皮膚と湿疹があり，手背は一部苔癬化する慢性湿疹の状態であった．下腿は乾燥し，貨幣状湿疹が散在していた．手掌皺亢進があり，フィラグリン遺伝子変異が確認され，AD と診断した．高齢者の貨幣状湿疹あるいは自家感作性皮膚炎は AD の終末像のことがある．

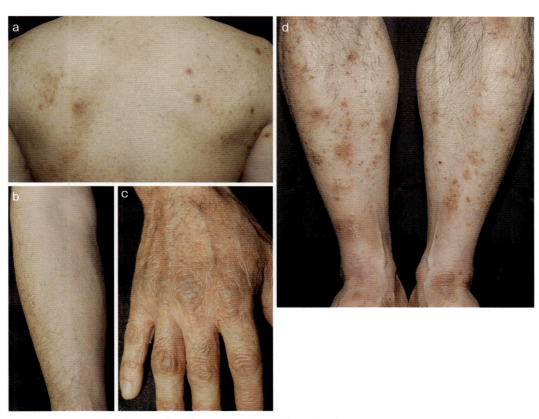

図 6 アトピー性皮膚炎，50 歳男性．フィラグリン遺伝子変異あり

D. 紅皮症と AD

71 歳男性（図 7）．幼小児より乾燥肌であった．数年前から皮膚の乾燥が増悪し，全身に湿疹性病変が見られるようになった．手掌皺亢進と尋常性魚鱗癬を思わす皮疹が下腿にあったが，フィラグリン遺伝子変異が確認されなかった．体幹にはデッキチェアサイン（deck-chair sign）を伴うびまん性湿疹性病変を認め，軽度の紅皮症状態であった．高齢期 AD は紅皮症を示すこともある．

第Ⅲ章　高齢者の皮膚疾患診療のコツを学ぶ

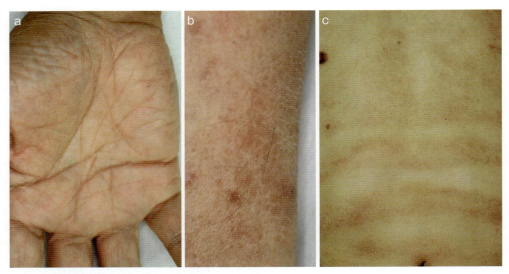

図7　アトピー性皮膚炎．71歳男性

文献

1) アトピー性皮膚炎診療ガイドライン作成委員会：アトピー性皮膚炎治療ガイドライン 2008．日皮会誌 **128**: 2431-2502, 2018
2) Kabashima-Kubo R et al: A group of atopic dermatitis without IgE elevation or barrier impairment shows a high Th1 frequency: possible immunological state of the intrinsic type. J Dermatol Sci **67**: 37-43, 2012
3) Tokura Y: Extrinsic and intrinsic types of atopic dermatitis. J Dermatol Sci **58**: 1-7, 2010
4) 戸倉新樹：アトピー性皮膚炎—皮膚バリアの破綻によるアレルギー．実験医学 **31**（増刊）: 143-149, 2013

3 紅皮症の鑑別の要点は何か

橋爪秀夫

ここが大事！

- 体表面積の 90％以上の紅斑を呈する疾患を総じて紅皮症という．
- 問診，臨床所見をとり，手順よく検査を進めて，速やかに原疾患を特定し，治療計画を立てる．
- 循環動態の変化による全身状態の急速な悪化に気をつける．

1) 紅皮症とは

A. 定義

　紅皮症とは，原疾患を問わず種々の皮膚疾患およびその悪化によって生じた広範囲に及ぶ紅斑を指す．原疾患がはっきりしている場合は続発性紅皮症，不明の場合は特発性紅皮症と呼ぶが，すべては続発性と考えられるため，原疾患を特定する努力を惜しんではならない．体表面積の 90％以上が広範囲とされ，これを紅皮症の定義に使用している教科書が多いが，皮膚リンパ腫の場合 80％以上を紅皮症として定義し，Sézary 症候群と呼んでいる．境界明瞭な皮疹を特徴とする疾患では，皮疹面積は比較的正確に求めることができるが，湿疹性変化などの境界不明瞭な病変面積は厳密に求めることは難しい．臨床上は，細かな定義よりも，漠然と広範囲である場合に紅皮症または紅皮症様と表現され，むしろ疾患重症度を感覚的に伝えるひとつの用語として頻用されている．

B. 頻度

　男性に多く，皮膚疾患患者のうち 0.01％から 0.04％といわれる．高齢者に多い傾向がある．

2) 紅皮症の鑑別

A. 疾患を念頭に置くべき疾患

①湿疹性病変：アトピー性皮膚炎（図 1），自家感作性皮膚炎，接触皮膚炎など

②乾癬性紅皮症（図 2）

③薬疹：薬剤性過敏症症候群（DIHS）（図 3a），播種状紅斑丘疹型薬疹，中毒性表皮壊死症（図 3b）など

④Sézary 症候群（図 4a）・菌状息肉症（図 4b），成人 T 細胞白血病/リンパ腫，大藤病など

⑤毛孔性紅色粃糠疹

⑥その他の皮膚疾患：自己免疫性水疱症，皮膚筋炎，紅斑角化症，GVH 病（図 5），真菌または細菌感染症によるもの，疥癬，リンパ腫や癌のデルマドローム，ビタミン欠乏症など

III 診療のコツを学ぶ

第Ⅲ章　高齢者の皮膚疾患診療のコツを学ぶ

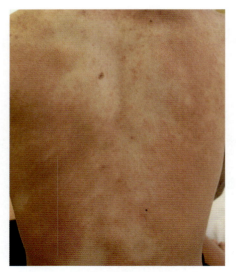

図1　アトピー性皮膚炎による紅皮症

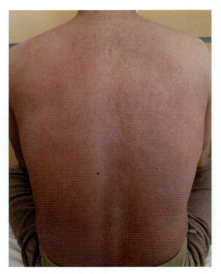

図2　乾癬性紅皮症

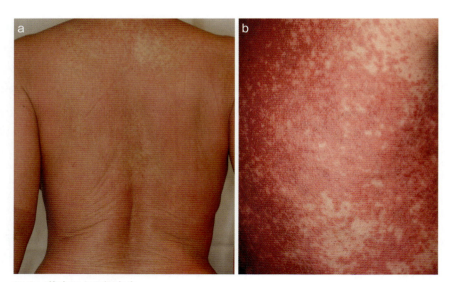

図3　薬疹による紅皮症
　a：DIHSによる紅皮症.
　b：TENによる紅皮症.

B．鑑別のための重要な所見

a）問診

　特徴的な臨床像を呈する皮膚疾患と異なり，紅皮症は一見しても，原疾患を特定することが難しいため，問診は非常に重要である．薬歴，これまでの既往疾患，合併症や家族歴など，詳細な問診によるだけでも原疾患を絞り込むことが可能な場合が多い．しかし，高齢者の場合，記憶が曖昧であり，認知症や他の重篤な合併疾患のため意志の疎通が難しいために，十分な情

3 紅皮症の鑑別の要点は何か

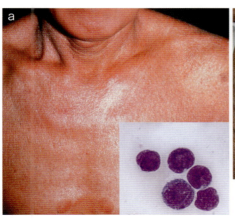
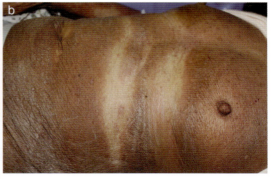

図4　皮膚T細胞リンパ腫による紅皮症
　a：Sézary症候群．
　b：deck-chair signが見られる菌状息肉症による紅皮症．

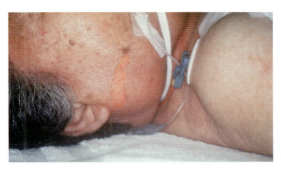

図5　輸血後GVH病による紅皮症

報を聞き取ることができないこともある．

b）臨床所見

①色調：疾患の推測に有用な場合がある．鮮紅色から暗紫色を呈するものまで様々であるが，明るい鮮紅色調の皮疹は毛孔性紅色粃糠疹や乾癬に，暗紫色調の皮疹は湿疹続発性やSézary症候群に多い．

②皮疹の分布の特徴：手掌および足蹠の過角化は，Sézary症候群，毛孔性紅色粃糠疹に特徴的である．また島状の健常部位または病変部位を残す部分が見える場合は，毛孔性紅色粃糠疹を示唆する．膿疱を部分的に見る場合は，急性汎発性発疹性膿疱症や膿疱性乾癬が鑑別疾患となる．紅皮症にいたっても，原疾患の特徴を探す努力は重要である．

③全身状態：紅皮症は全身状態がおかされる場合が多い．全身倦怠感はほとんどの疾患で見られるが，顕著なリンパ節腫脹，高度の発熱，関節痛などの症状は，皮膚リンパ腫，重症薬疹，乾癬性紅皮症などで見られる．

c）検査所見

①血液検査所見：末梢血白血球数は増加するものが多いが，その分画では，好中球の増加に加え，好酸球増加が見られるもの（湿疹続発性や薬疹，Sézary症候群），異型リンパ球が見

られるもの（ウイルス感染症，DIHS など），単球が増加するもの（DIHS）などがある．特徴的な異型リンパ球として，Sézary 症候群における Sézary 細胞（図 4a の右下図），成人 T 細胞白血病/リンパ腫に見られる花細胞などがある．

②皮膚生検所見：病理組織像の特徴的な所見は診断につながる重要な検査であり，皮膚生検は必須である．

③画像学的所見：皮膚筋炎，皮膚リンパ腫による紅皮症の鑑別のために，全身症状，発熱などを伴う場合は胸部 X 線写真や CT が必要となる．高齢者の場合は，予想し得ない併存症が存在することがあるため，一般状態を把握するためにも，施行しておいたほうがよい．

C．紅皮症の鑑別（各論）

a）湿疹性病変

紅皮症のなかでは最も頻度が高い．アトピー性皮膚炎（図 1），接触皮膚炎症候群，自家感作性皮膚炎などの湿疹性病変が全身に及ぶ．問診や既往歴などが重要である．瘙痒が強い．表在性の皮膚病性リンパ節腫大を認めるが，発熱や関節痛などの全身症状を伴わない．末梢血好酸球増多，LDH 上昇などを伴うが，CRP 値は軽度上昇にとどまる．皮膚生検で表皮細胞の海綿状態を伴うリンパ球浸潤，好酸球の真皮血管周囲への浸潤などを認める．皮膚リンパ腫，紅斑角化症（Netherton 症候群など）など，まれであるが鑑別に重要な疾患が存在することを念頭に置きながら，確実に鑑別する．

b）乾癬性紅皮症（図 2）

尋常性乾癬などの従来の病型が急速に悪化した場合と突然全身に膿疱と同時に全身に紅斑が拡大する場合（generalized pustular psoriasis の病型）がある．前者の場合は，問診が重要な手がかりとなる．皮疹の拡大に際しては，感染症，薬剤投与など契機となる事象があることが多い．皮疹は比較的明るい色調の紅斑で小さな膿疱を多数混じることが多い．発熱，関節痛，全身倦怠感とともに，白血球増多（好中球優位），CRP 高値，血沈高値，血清 Ca 値の低下などが見られる．皮膚生検では Kogoji の好中球膿瘍，Munro の微小膿瘍が特徴的である．

c）薬疹

最も重要な薬疹は薬剤性過敏症症候群［drug-induced hypersensitivity syndrome（DIHS）/ drug rash with eosinophilia and systemic symptoms（DRESS）］である．発熱（38℃ 以上），リンパ節腫脹とともに顔面腫脹を伴う紅斑，体幹に毛孔一致性丘疹で始まり，急速に融合して多くは紅皮症となる（図 3a）．痒みを伴うことが多い．通常の薬疹が薬剤投与後 7～14 日目に発症するのに対し，本症の場合は原因薬剤投与の期間がかなり長いことが特徴的である．本症の発症には特定の薬剤投与が起因していることが知られている．薬剤の投与時期は，通常の薬疹より長く 21 日以上の場合が多く，長いものでは 1 年以上に及ぶこともある．経過中腎機能低下に伴って発症する場合がある．特徴的な臨床症状に加え，末梢血白血球増多と好酸球増多，異型リンパ球の出現，肝酵素の上昇など，典型的な所見が見られる場合は，当初から疑うことができる．そのほか血清可溶性 IL-2 受容体および血清 TARC の高値が鑑別に有用である．また，Stevens-Johnson 症候群（SJS），中毒性表皮壊死症（toxic epidermal necrolysis：TEN，図 3b）も紅皮症を呈することがある．薬剤投与から皮疹の発症までは数日から 2 週間以内である．臨床

所見および皮膚生検所見から本症を診断するが，詳細は 2016 年に提唱された本症の診療ガイドラインを参照されたい[1]．急性汎発性発疹性膿疱症は溶連菌などの感染症や薬疹としても発症する．薬剤投与数日で急激に全身の紅斑をきたすが，観察部位を主体として細かな膿疱を付着することを特徴とする．末梢白血球増多，CRP 値の上昇とともに，凝固系の異常を認めることもある．

d）Sézary 症候群，菌状息肉症，成人 T 細胞白血病/リンパ腫（ATL/L）

皮膚 T 細胞リンパ腫で皮疹が体表面積の 80％以上に及び，末梢血中にリンパ腫細胞を一定数認めるものは，Sézary 症候群と呼ばれ，紅皮症の鑑別疾患として重要である（図 4a）．また，末梢血に有意なリンパ腫細胞を認めないものは，紅皮症型菌状息肉症と呼ばれる（図 4b）．大藤病のように deck-chair sign を認める場合が多い．成人 T 細胞白血病/リンパ腫においても，紅皮症を呈することがある．色調は鮮紅色を呈するものから茶褐色を呈するものまで多彩であるが，種々の程度で表在リンパ節腫大を伴う．免疫抑制状態を反映して，肺炎や蜂窩織炎などを合併しやすく，発熱や意識障害を主訴に受診することもまれではない．菌状息肉症をもともと罹患し，徐々にまたは急速に拡大して紅皮症となり，末梢血にリンパ腫細胞を一定数認める場合を続発性 Sézary 症候群と呼ぶ．湿疹続発型との鑑別は難しく，皮膚生検，血液検査所見，画像学的検査所見が重要である．血清可溶性 IL-2 受容体値の著増や末梢血白血球分画の目視による特徴的なリンパ球の存在は，Sézary 症候群や ATL/L を強く疑わせる．ウイルスの特異抗体価も測定しておく．

e）大藤病（丘疹-紅皮症症候群）

高齢の男性に突然出現する疾患で，皺を避けるように広がる融合傾向のある丘疹および紅斑（deck-chair sign）は，本症の特徴であるが，類乾癬や菌状息肉症などの皮膚 T 細胞リンパ腫（CTCL）でも同様のパターンが見られる点に注意する．内臓悪性腫瘍，悪性リンパ腫などのデルマドロームや薬疹など様々な疾患を含むひとつの症候群として捉えられている．特徴的な臨床症状があったら，CTCL を除外してから，内臓悪性腫瘍などの検索を考える．

f）毛孔性紅色粃糠疹

慢性に経過する毛孔に始まる丘疹が融合傾向となり紅斑に拡大進展する疾患で，全身に拡大して紅皮症となることがある．鮮紅色の紅斑と細かい鱗屑が特徴的で，よく見ると島状の健常部位が残る．発症時期と臨床症状から 1 から 5 型までに分類されているが，その半数以上は古典的成人発症例の 1 型で，急速に発症して紅皮症となるが，3 年くらいの経過で自然軽快する．2 型の非典型的成人発症例はまれであるが魚鱗癬様の皮疹と脱毛を伴い，長期化する．3〜5 型は若年発症のもので，特に 5 型は最近 CARD14 遺伝子変異が病因に関連することが証明されている．臨床像と病理組織所見が本症の診断根拠となる．

g）頻度は少ないが見落としてはいけない疾患

①疥癬：角化型疥癬（いわゆるノルウェー疥癬）で重症なものは剥奪性皮膚炎または紅皮症の臨床像を呈し，定型的な疥癬の臨床像とは大きく異なることに注意する必要がある．

②急性 GVH 病：移植後に起こり，TEN に類似する（図 5）．

③ブドウ球菌性熱傷様皮膚症候群：小児のみならず，高齢者や免疫低下状態の患者に起こることがある．TEN に酷似するが組織学的に異なり，抗生剤が奏効する．

第Ⅲ章　高齢者の皮膚疾患診療のコツを学ぶ

④皮膚筋炎，悪性腫瘍のデルマドローム：皮膚筋炎は定型的な皮疹から鑑別が容易な場合が多いが，紅皮症様となる場合は診断が難しい．高齢者では痒みの強い抗 TIF1-γ 抗体陽性例の悪性腫瘍合併例が多い．また，悪性腫瘍のデルマドロームとして紅皮症を呈することもある．原因がはっきりしない場合は，悪性腫瘍の合併も念頭に置く必要がある．

3) 高齢者における診療のポイント

A. 問診と皮疹の臨床像から原疾患を推測する

高齢者では物忘れや認知症を伴う場合があり，問診内容の詳細が不明のことも多い．さらに，近年は高齢者の独居が多い．紅皮症による全身状態の悪化で救急搬送されることもまれではなく，そのような場合は駆けつけた家人でさえ，患者の既往歴を知らないことがある．患者の持つ「お薬手帳」は重要な情報源となるため必ず携行していただくようにする．患者の既往歴と皮疹がいつから始まり，どのように進展していったかが明らかになるだけでも，原因疾患の検索において重要な情報となる．また，「薬手帳」は最近のものでなく，古いものも持ってきてもらう．DIHS の場合は，直近投与された薬剤が必ずしも原因薬とはならないからである．

B. 手順よく検査を進める

一般血液検査，尿検査と同時に，目視による白血球分画検査，血清可溶性 IL-2 受容体および TARC 値の検査も入れておく．合併症として循環器疾患や腎疾患が多いため，問診や臨床症状から疑わしければ，それに関する検査項目もチェックする必要がある．皮膚生検前検査として肝炎ウイルス検査，梅毒検査とともに凝固系検査も一括して検査しておけば，そのまま皮膚生検へ進むことができる．皮膚生検施行から病理診断結果が出るまで，4～7 日程度の時間を要するため，その間に問診や臨床所見から疑われる疾患に対する試験的治療を行う（治療的診断）のは，時間経過を有効利用できるよい選択ではあるが，必ず患者には tentative な治療であることを明確に伝える必要がある．

C. 全身状態に気をつける

紅皮症では，皮膚の末梢血管の持続的拡張による循環血液量の減少，不感蒸泄量の増加，また食欲不振や過剰な落屑に起因する蛋白喪失のために生じる浮腫などによって，循環状態が大きく変化する．特に心疾患や腎疾患を合併することの多い高齢者は，急激な循環状態の変化によって，心および腎機能低下が出現することがあるので注意が必要である．循環血液量確保のため輸液が必要な場合がある．末端浮腫に対して安易に利尿薬を投与することは，かえって循環血液量を低下させ，急速な腎不全をきたすことがある．

文献
1) 重症多形滲出性紅斑ガイドライン作成委員会：日皮会誌 126: 1637-1685, 2016

4 高齢者の薬疹の特徴を知る

藤山俊晴

ここが大事！

- 高齢者は薬疹を発症しやすい状況にある．
- 他の皮膚疾患と確定できない皮疹を見たら薬疹の可能性も念頭に置く．
- 高齢者では原因薬剤の同定が難しい．
- 重症薬疹では死亡例もあり，時に厳重な管理が必要．

1) 高齢者は薬疹にかかりやすいか．

　薬剤による有害事象は，用量依存性にほとんどの人に出現するもの（type A）と免疫学的機序が関係し特定の人にだけ出現するもの（type B）に分類されている．薬疹にも両者が存在するが，本項では主に type B の薬疹につき主に説明する．ほとんどの薬疹は，基礎となる疾患に対して薬剤を投与して発症する．高齢者の多くは複数の疾患をかかえており，薬剤の投与を受けやすいことから，薬疹を発症しやすいと考えられる．さらに，高齢者では腎機能や肝機能などの低下により，薬物代謝が遅くなり，薬剤が体内に長時間高濃度で残存しやすくなる．より長時間にわたって薬剤に曝露されやすくなることからも，薬疹が発症しやすい可能性がある．このように高齢者は，type A, B 両方の薬疹を発症しやすい状況にある．さらに，年齢を重ねることで免疫状態が変化し，これが薬疹の発症に影響を与えている可能性が示唆されている（図 1）．

　薬疹自体の単位人口あたりの発症率を年齢別に正確に示す疫学研究は少なく，高齢であること自体が独立した危険因子だとする報告も存在するが，逆の報告もあり結論は出ていない．た

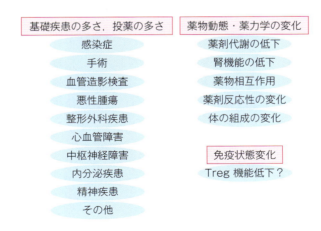

図 1　高齢者の薬疹発症

第Ⅲ章　高齢者の皮膚疾患診療のコツを学ぶ

だし，薬疹の発生件数は高齢者に多く，特に重傷薬疹は高齢者に多いとする報告が各国からなされている[1,2]．

A．基礎疾患の増加と投薬機会の増加

高齢者では，日本人の3大死因でもある悪性腫瘍，心疾患など循環器疾患，脳血管疾患をはじめ糖尿病，整形外科疾患，神経疾患，認知症を含む精神疾患，など様々な疾患の罹患率が高くなる．これらの基礎疾患の治療としての投薬のみならず，それに伴って，血管造影検査などの投薬を伴う処置の機会も増える．投薬機会が増えることでそれによる薬疹を発症する可能性も高くなる．

高齢者に限らず，抗菌薬や解熱鎮痛薬は薬疹の頻度が高い．高齢者では免疫力の低下により，肺炎や蜂窩織炎などの感染症を発症することも多く，高齢者のこれらの疾患では適切に治療されないと致死的になりうるため，抗菌薬を比較的頻回に使用することになる．また，何らかの基礎疾患に対して，外科手術を行う場合も，抗菌薬や解熱鎮痛薬が使用されることが多い．このように薬疹をきたしやすい薬剤に曝露される機会が増えると，感作される確率も高まり，結果として薬疹を発症しやすい．

B．薬物動態・薬力学の変化[1]

高齢者では，腎機能や肝機能が低下していることが多く，これにより薬剤の代謝が遷延し，通常よりも薬剤の血中濃度が高かったり，クリアランスが低下したりしている場合がある．複数の薬剤を投与されている場合には，それぞれの相互作用などで薬物代謝が遅れることもある．加齢により薬剤に対する反応性が変化することもあり，結果的に投薬量が増えてしまう場合もある．薬剤濃度が高いと type A のみならず type B の薬疹も発症しやすいという確かな根拠はないが，体内に長時間薬剤が残ることで，感作の機会が増えたり，発症した薬疹が遷延したりする可能性が考えられる．また，高齢になると，体の組成が変化し脂肪が増加し水分が少なくなる．このことが薬物動態に影響を与えることで，結果的に薬物の有害事象が増加する機序も考えられている．

C．免疫の変調

高齢者においては，薬疹で皮膚を傷害するエフェクターT細胞とそれを抑制する制御性T細胞（Treg）の機能がともに低下してきている．Treg機能が低下することで，薬疹を発症しやすくなるが，エフェクターT細胞の機能低下によって，急激には重症化しにくいだろうという考え方もある．免疫力の低下が，本当に薬疹を発症しやすくするかどうか明らかではないが，発症してしまった重傷薬疹では，免疫力の低下により感染症のリスクが高まることは確かであろう．

2) 薬疹の診断と被疑薬の推定

薬疹の診断と原因薬剤の同定はセットでなされることがほとんどであるが，時として困難である．しかし，薬疹のほとんどは原因薬剤を中止する必要があり，皮膚科医の的確な指示が欠

かせない．薬疹には，様々なタイプがあり，それによって出現する皮疹の型や好発部位が異なる．したがって，ほかの疾患と直ちに診断できないときには，薬疹の可能性も絶えず念頭に置く必要がある．

しばしば薬疹との区別が困難な病態として，中毒疹（toxicoderma，toxic eruption）と呼ばれる診断名が存在する．これは，体外性または体内性物質により誘発される反応性の皮疹の総称として主に本邦で用いられており，薬疹，ウイルス感染症や細菌感染症により誘発された皮疹がこの範疇に含まれる．一般的に薬剤性では腹部などの軀幹優位に皮疹を認めることが多く，感染症に伴うものでは四肢優位に皮疹を認めることが多いといわれている．皮疹から，薬疹かどうかを考えるうえでは，まず頻度の高い後述の病型を中心に，その好発部位や自覚症状と皮疹が合致しているかを診る．次いで，病歴や投薬歴から薬疹に矛盾がないかを確認する．薬疹の可能性があれば，被疑薬を考える（図2）．高齢者は薬剤を多数使用していることが多く，必ずしもその種類や効用を正確には把握していないため，投薬内容を正確に聴き出すのはしばしば困難で，外来診察中でも長時間を要してしまうこともある．自院のみで投薬されている場合には，電子カルテの投薬歴参照機能が役に立つことが多い．他院からの処方がある場合には，お薬手帳を提示してもらうとよいが，手帳に記載されてない薬剤がある場合や手帳を複数持っている場合もあり，注意が必要である．

病歴・投薬歴から
・皮疹出現前に開始したもの
・電子カルテの薬歴機能も活用

皮疹型から
・皮疹のタイプは何か
　⇒その原因となる薬剤

アレルギー歴から
・過去に薬疹はなかったか

基礎疾患から
・感染症はないか
・手術や造影検査のあとではないか
・慢性疾患のコントロールはどうか

検査所見から
・採血結果の時系列と照合
・肝機能や好酸球数の推移

図2　被疑薬を考えるうえでのアプローチ

A. 病歴・投薬歴からのアプローチ

通常のアレルギー性の薬疹の場合には，新規の薬剤を投与して5日から10日程度で皮疹が出現することが多いが，薬剤や薬疹の病型によりその期間は異なる[1,3,4]（図3）．降圧薬などによる乾癬型薬疹や扁平苔癬型の薬疹では，投薬開始後数ヵ月程度と比較的長期間経過してから皮疹が出現する，あるいは診断されるケースがある．薬剤性過敏症症候群（drug induced hypersensitivity syndrome：DIHS）では3〜4週間またはそれ以上で発症することも多く原因薬剤中止後も皮疹が遷延することも多い．非イオン性造影剤は，投与早期に見られるI型反応を除くと，

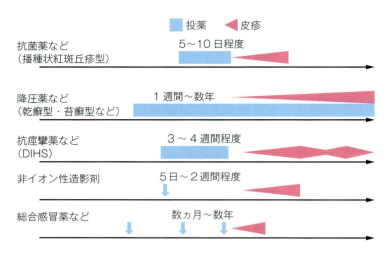

図3 主な薬疹の投薬歴と典型的な発症時期

5日から2週間と比較的時間をあけて発症することが多く，電子カルテ上は投薬歴としてあがってこないことも多いため，薬疹を考えた際には造影CTやカテーテル検査などの検査歴を正確に把握する必要がある．感冒薬や解熱鎮痛薬などで，過去に同系統の薬剤が投与されており，すでに感作されている場合は，内服開始数日後の比較的早期に症状が出現することも多く，他の薬疹と発症までの時間が若干異なることが多い．

医療機関からの投薬内容は，電子カルテの投薬歴参照機能やお薬手帳と患者本人，家族への詳細な問診によって確認することになるが，市販の風邪薬や痛み止め，頓用の便秘薬，漢方薬，健康食品やサプリメントなどの有無については，積極的に問診しないと確認できないことも多い．特に，患者がその効果を信じて疑わない場合などは，問診でも聞き出すのが困難な場合もある．

過去のアレルギー歴が，診断の手がかりになることもあるので，この点についても必ず詳しく問診する．

B．基礎疾患からのアプローチ

長期にわたって罹患している高血圧や高尿酸血症，糖尿病などの患者にとっては，服薬は日常的なことになっており，皮疹の出現を必ずしも薬剤と結び付けて考えられないため，積極的に確認しないと投薬内容を正確に把握できないことも多い．特に高血圧患者では，降圧薬の内容が変化したことを理解していなかったり，忘れてしまったりしているケースもある．この場合には，まず慢性疾患を含めた基礎疾患の有無を問診し，基礎疾患の最近の状態を問診することで投薬内容の変化に気づくこともある．お薬手帳の内容から投薬内容の変化を見つけ出すのも，場合によっては大変な作業になるので，基礎疾患からアプローチすると比較的容易に被疑薬にたどり着けることもある．

4 高齢者の薬疹の特徴を知る

C．検査所見からのアプローチ

薬疹の診断時には，ほかに肝障害や腎障害を合併していないかなどを確認するために，採血をすることが望ましい．この際に，アレルギー性の薬疹では好酸球増多や肝障害が特徴的な変化であるが，その傾向がいつから出現したかを検査結果の時系列表示で確認すると原因薬剤にアプローチできることがある．すなわち，肝障害や好酸球数が基準値を超えた時点ではなく，これらが上昇に転じた時期を捉えると，その原因となっている薬剤が判明することがある．特に発症からある程度長い時間が経過している場合には，注目すべき時期がはっきりすることがある．

3) 各論：高齢者で注意すべき薬疹

A．播種状紅斑丘疹型

薬疹のなかで，最も高頻度に見られるものである．体幹部を中心に点状の紅斑が播種状に分布する．通常瘙痒感を伴わないため，特に ADL の低下している高齢者においては，発見が遅くなる可能性があり注意が必要である．血液検査で肝障害や，好酸球増多などの異常の有無を確認する．ペニシリン系抗生剤，セフェム系抗生剤，非イオン性造影剤，抗痙攣薬，解熱鎮痛薬などでの発症が多い．原因薬剤の中止のみで軽快することも多い．

B．苔癬型

播種状紅斑丘疹型に比べて頻度自体が少なく，薬疹の診断自体が難しいことと，一般的に投薬後少し時間をおいて発症することも多いため，難治の皮疹を診たら，皮膚生検を行い，薬疹を疑う必要がある．降圧薬（β遮断薬，ACE 阻害薬），利尿薬（サイアザイド，フロセミド，スピロノラクトン），インターフェロンなどで多い．

C．多形紅斑（erythema multiforme：EM）型

播種状紅斑丘疹型に次いで頻度の高い薬疹で，体幹や四肢に円形の紅斑や target lesion と呼ばれる中央の暗紅色斑とその外側の浮腫による白色部分，さらにそれを取り囲む境界明瞭な紅斑からなる皮疹を認めるが必ずしも典型的な target は呈さない．なかでも比較的重症で発熱などを伴う EM major は口唇に軽度の粘膜疹や眼球結膜の充血を認めることがあるが，表皮の壊死性変化は強くなく，後述の Stevens-Johnson 症候群（SJS）とは異なる疾患と理解されている．抗てんかん薬，解熱鎮痛薬，抗生剤や抗腫瘍薬などが主な原因となる．外用療法や短期間のステロイド内服を要することもある．

D．Stevens-Johnson 症候群（SJS）/中毒性表皮壊死症（TEN）

発熱とともに皮膚粘膜移行部の広範囲で重篤な粘膜病変と，皮膚の汎発性の紅斑と表皮のびらん・水疱を認める重傷薬疹で，びらん・水疱の面積が 10％未満の場合を Stevens-Johnson 症候群（SJS），10％以上のものを中毒性表皮壊死症（toxic epidermal necrolysis：TEN）と診断する．抗生剤，解熱鎮痛薬，抗痙攣薬などが原因として多い．診療ガイドラインでは SJS ではステロ

第Ⅲ章　高齢者の皮膚疾患診療のコツを学ぶ

イドをプレドニゾロン換算で中等症では0.5〜1.0mg/kg/日，重症は，1〜2mg/kg/日の投与が推奨されている．十分な効果が得られなければステロイドパルス療法やガンマグロブリン大量療法（IVIg），血漿交換療法を行う[5]．ただし高齢者ではステロイドの副作用で基礎疾患を増悪させてしまうリスクや，免疫能の低下している高齢者では重症の感染症を併発し致命的となる危険性があるため，治療法の選択と治療後の全身管理や皮膚の処置には細心の注意を払う．

E. DIHS

薬剤過敏症症候群（drug-induced hypersensitivity syndrome：DIHS）は，高熱と臓器障害を伴う薬疹で，原因薬剤中止後も遷延化し，発症後にヒトヘルペスウイルス6（HHV-6）をはじめとしたヘルペスウイルス属の再活性化を認める．皮疹は紅斑丘疹から多形紅斑となり，紅皮症を呈することもある．顔面は浮腫状で眼周囲は浮腫により紅斑が目立たなくなる．また，口囲には紅色丘疹や小膿疱，黄色の痂皮，鱗屑が見られることが多い．原因として抗痙攣薬，アロプリノール，サラゾスルファピリジン，メキシレチンなどが多い．治療はステロイドをプレドニン換算で0.5〜1mg/kg/日程度で開始する．ステロイドの初期投与量で，十分な効果が得られない場合でも，ステロイドパルス療法は行わないほうが，その後の経過がよいと考える専門家が多い．ステロイド減量のスピードはいまだコンセンサスを得たものはなく経験的になされているが，SJS/TEN に比して長期化することが多く，副作用や二次感染が問題になる．また，DIHS によるサイトメガロウイルスの再活性化が見られることもあり，これが致命的となることもあるため，血液中のサイトメガロウイルス抗原をモニターし，陽性になればガンシクロビルなどの抗ウイルス薬の投与を考慮する．ガンシクロビル投与は白血球，および血小板減少に注意しながら行う．

4) 原因薬剤の検索

A. DLST

drug-induced lymphocyte stimulation test（DLST）は，末梢血の単核球と被疑薬を *in vitro* で反応させ，リンパ球の増殖反応を^{3}H-チミジンの取り込みで確認する検査である．高齢者で白血球（リンパ球）が極端に低値の患者では，検査会社の規定の量の採決を行っても，十分な検査が行えないことがある．陽性率は重傷薬疹でも50%前後とする報告が多く，必ずしも高くない．DLST は同一患者でも，血液を採取する時期によって結果が異なる．一般的に急性期に陽性となりやすいが，DIHS では発症から1ヵ月後に陽性になりやすく，反応が強くなる傾向にある．

B. パッチテスト

感度や特異度は DLST と比べても高くないが，固定薬疹や光線過敏型薬疹（光パッチテスト）などは，ほかの方法で同定しにくく，よい適応である．経口的に投与する薬剤を皮膚に貼付することで，感作を誘発してしまうという考えもあり，賛否議論が分かれる．

C. 内服チャレンジテスト

　原因薬剤を確定する意味では，最も信頼性の高い検査であるが，特に全身状態のよくない高齢者ではリスクが大きく，やむを得ない場合に限られる．SJS/TEN や DIHS などの誘発によって生命の危険のある重傷薬疹では禁忌とする考えが多い．

D. 再発の予防

　高齢者では，ご本人に薬疹であることを伝え，原因薬剤の再使用を避けることを十分に説明する．そのときに理解が得られたとしても，何年も経過する間に本人の認知機能が低下してその内容を忘れてしまう場合や，全身状態が悪化して救急を受診された場合などには，そのアレルギー歴を正確に医療者側に伝えられないケースもあり，本来は禁忌の薬剤が投与されてしまう危険性がある．したがって，可能な限り身近で若い家族にもその情報をお伝えし，アレルギーカードを作成して，医療機関を受診する際に必ず提示してもらうよう指導する必要がある．

文献

1) Young JWS et al: Cutaneous drug reaction in the elderly. Drug Aging **34**: 655-672, 2017
2) Wolf R et al: Drug eruptions in the mature patient. Clin Dermatol **36**: 249-254, 2018
3) 塩原哲夫（編）：薬疹の診断と治療アップデート―重症薬疹を中心に，医薬ジャーナル社，2016
4) 古江増隆（総編集），相原道子（専門編集）：薬疹診療のフロントライン，中山書店，2011
5) 塩原哲夫ほか：重症多形滲出性紅斑 スティーヴンス・ジョンソン症候群・中毒性表皮壊死症 診療ガイドライン．日皮会誌 **126**: 1637-1685, 2016

第Ⅲ章　高齢者の皮膚疾患診療のコツを学ぶ

5 薬剤性光線過敏症と原因薬の関係を学ぶ

森脇真一

ここが大事！

- 薬剤性光線過敏症は高齢者の皮膚科診療では決してまれな疾患ではない．
- 日常臨床では光線過敏症の可能性を常に考え，露光部限局という皮疹の分布から発症原因として光線の関与が少しでも疑われれば，問診を詳細に行い光線試験を含む適切な検査を行う．
- 光線過敏症の正しい確定診断，適切な生活指導，治療は患者QOL低下を防ぐための臨床医の責務である．

1） 光線過敏症とは

　地表に到達する太陽光線は紫外線（UVB：290〜320 nm, UVA：320〜400 nm），可視光線（400〜760 nm），赤外線（760 nm〜）であるが，光線受容臓器のひとつである皮膚に病的変化を生じさせる紫外線，可視光線は波長が長いほど皮膚の深くまで浸透する．UVB，UVA，可視光線はそれぞれ生物学的作用が異なるが，その皮膚での作用はクロモフォアと呼ばれる何らかの皮膚内生体分子への光線の吸収が必須である．光線の作用より皮膚に様々な異常が出現する疾患を光線性皮膚症と総称する．そのなかで通常は皮膚に異常をきたさない程度（時間）や波長の光線曝露で，皮膚症状を呈する疾病が光線過敏症である．光線過敏症には外因性，内因性，遺伝性，代謝性，感染性など様々な原因で発症する種々の疾患が含まれる（表1）．日常診療において「外出したあとに露出部に日焼けのような皮疹が生じた」，「日焼けをしやすくなった」などの主訴で来院した患者を経験した場合には，年齢にかかわらず光線関連の皮膚疾患を念頭に置く必要

表1　光線が関与する皮膚疾患の分類

光線（紫外線）の曝露により誰にでも生じうる変化（個人差あり）
○日光皮膚炎（サンバーン），即時黒化，遅延型黒化（サンタン）
○光老化：皺，しみ，日光黒子
○皮膚腫瘍の発生：脂漏性角化症，日光角化症，基底細胞癌，有棘細胞癌など
○他疾患の誘発，増悪：SLE，DLE，痤瘡，アトピー性皮膚炎，酒皶，単純性疱疹など
光線過敏症
○外因性：光接触皮膚炎（光毒性，光アレルギー性） 　　　　　薬剤性光線過敏症（光毒性，光アレルギー性）
○内因性 　特発性：日光じんましん，多形日光疹，慢性光線性皮膚炎 　遺伝性：DNA修復異常：色素性乾皮症，コケイン症候群など 　　　　　DNA修復正常：骨髄性プロトポルフィリン症，その他の先天性ポルフィリン症
○代謝異常：晩発性皮膚ポルフィリン症，ペラグラ
○EBウイルス感染：種痘様水疱症

がある．光線過敏症患者の QOL はかなり低いため，正しい診断のための皮膚科専門医への早急なコンサルトが重要である．

　そのなかで薬剤性光線過敏症（光線過敏型薬疹）は投薬される機会が多く，投薬薬剤数も多い高齢者に好発する外因性光線過敏症のひとつである．

2) 薬剤性光線過敏症の発症機序

　投与後生体内でクロモフォアとなった薬剤（内服薬，注射薬，吸入薬，座薬）が光線を吸収したあと，活性酸素が関与する光毒性反応，あるいは感作 T 細胞が関与する光アレルギー性反応を機序として発症する（表2）[1]．光毒性を起こす薬剤としてはフロセミド，アミオダロン，テトラサイクリン，ナプロキセン，ピルフェニドン，ソラレン（PUVA 療法），フォトフリン（光線力学療法）などがあるが，薬剤性光線過敏症の多くは，皮膚に貯留した薬剤の光毒性反応プラス光線曝露後に光ハプテンとなって反応が誘導される光アレルギー反応を機序に発症する[1,2]．

表 2　光線過敏症発症の発症機序：光毒性，光アレルギー性反応の比較

	光毒性	光アレルギー性
頻度	高い	低い
潜伏期・感作	無	有
皮疹誘発の UV 線量	高	低
皮疹誘発の薬剤濃度	高	低
交差反応	無	有
皮膚所見	サンバーン様	多様（湿疹，多形紅斑など）
病理所見	サンバーン細胞	湿疹
薬剤の化学変化・キャリア蛋白との共有結合	無	有
病態	DNA 損傷・細胞障害・活性酸素による炎症	T 細胞介在特異的免疫反応

3) 薬剤性光線過敏症の皮膚症状

　光線曝露後に露光部（顔面，項部，手背，上胸部 V 領域など）に限局して皮疹，痒みなどの皮膚症状が生じる（図1，図2）[3]．直接的な光線曝露を受けない臀部，腹部（冬場であれば被覆部）には皮膚症状は通常見られない．皮疹は紅斑，丘疹，水疱，乾燥，色素斑，白斑，びらん・潰瘍，苔癬化など多彩で，それらは外出後に出現あるいは悪化するため患者のライフスタイルが症状発現に大きく関与する．

4) 薬剤性光線過敏症を疑うポイント

　問診が極めて重要で確定診断への最初のステップとなる．まず最初に皮膚症状が出現した時

第Ⅲ章　高齢者の皮膚疾患診療のコツを学ぶ

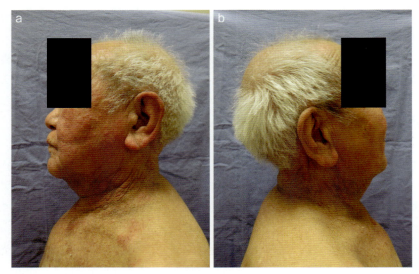

図1　77歳，男性
　高血圧に対して4ヵ月前からロサルタン・ヒドロクロロチアジド配合錠（プレミネント®）が処方された．昨日（5月）の外出後から顔面，手背に瘙痒を伴う皮疹が出現した．光線照射試験実施24時間後，MEDは正常，UVA紅斑が出現した．

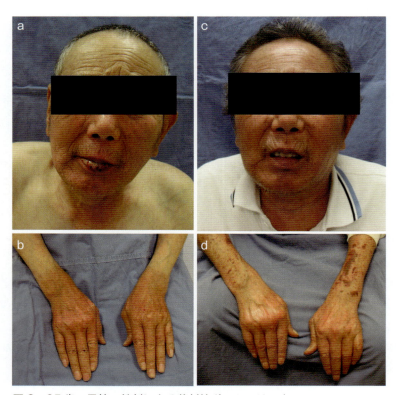

図2　65歳，男性．鉄剤による薬剤性ポルフィリン症
　汎下垂体機能低下症，貧血にて加療中であった．フェロミア内服数日後に皮疹が出現した（a，b）．光線照射試験ではMED正常，UVA紅斑出現なし．フェロミア中止により皮疹は速やかに消失した（c，d）．

88

5 薬剤性光線過敏症と原因薬の関係を学ぶ

の状況，これまでの薬剤摂取歴（サプリメントを含めて）を聞き出す．次いで光線と皮疹の関係，光線曝露後皮疹が生じるまでの時間，皮疹の経過，ガラス越しの光線曝露に対する反応（UVAはガラスを透過する）を質問する．その後の皮膚の診察では皮疹の分布，性状や被覆部と非被覆部との比較を行う．

薬剤など外因が光線過敏症状の出現に関与している可能性が疑われれば，適宜光線試験（後述）を実施して外因性光線過敏症かどうかの確定を行う．

5) 薬剤性光線過敏症を疑った場合の対応

前述の問診，皮膚所見などから薬剤性光線過敏症が疑われた場合には，確定診断へのアプローチとして人工光源を用いた以下の光線検査を実施する[4]．

A．光線照射試験

人工光源を用いた紫外線（UVB，UVA）の照射試験を行い，各波長領域に対する過敏性の有無を最少紅斑量（minimal erythema dose：MED），UVA紅斑（minimal response dose：MRD）が出現するかどうかを判定する．本試験により光線過敏の程度，おおまかな作用波長領域を知ることができる．

薬剤性光線過敏症では，UVAに過敏であることが多く，その場合は光線照射試験にて24時間後に，健常人では見られないUVA紅斑が観察される．時にUVBに対しても過敏となり，光線試験ではMED低下が認められる．

薬剤性光線過敏症の場合，被疑薬を中止すれば，遅くても約1ヵ月後にこの照射試験を再度施すればUVA紅斑の出現は陰性化し，MEDは正常化する．

B．光貼付試験

被疑物質（被疑薬）を貼付したあとにUVAを照射することにより光アレルギー反応の存在を調べる検査である．光アレルギーが関与する光接触皮膚炎，薬剤性光線過敏症の確定診断に有用である．貼布した試料が照射部のみ陽性，あるいは非照射部より照射部で紅斑反応が強ければ光貼付試験陽性と判断する．

C．内服照射試験

ある薬剤を全身投与中に光線過敏症状が生じて薬剤性光線過敏症が疑われた場合には，被疑薬が中止もしくは変更させた状態で受診することがある．光線照射試験を実施して異常反応が見られない場合，その後被疑薬を再度全身投与（1回内服量）し，1〜3時間後に光線照射行えば，当該薬による薬剤性光線過敏症であればUVA紅斑が誘発される．

6) 最近話題の薬剤性光線過敏症

薬剤性光線過敏症は，以前はニューキノロン系抗菌薬（スパルフロキサシン，フレロキサシ

III　診療のコツを学ぶ

第Ⅲ章　高齢者の皮膚疾患診療のコツを学ぶ

ン，エノキサシン，ロメフロキサシン），ピロキシカム，アンピロキシカム，グリセオフルビン，テガフール，チリソロール，メキタジン，アフロクァロンによる報告が多かった．近年はこれらのいくつかは発売停止となり，新たな降圧薬（降圧作用がよく患者の利便性が高いとして頻用されている ARB-ヒドロクロロチアジド合剤）での光線過敏症例が増えてきている[2]．また分子標的治療薬（ベムラフェニブなど），肺線維症治療薬ピルフェニドン投与中に生じた UVB，UVA に対する光毒性反応の症例も最近散見されるようになった[1]．アスペルギルス感染症治療薬ボリコナゾールは UVA による光発癌に留意する必要がある[5]．皮膚症状は急性期では紅斑，浮腫，水疱形成，亜急性期には湿疹，苔癬化，放置すれば白斑黒皮症に移行しやすくなる．本疾患は内服照射試験で原因薬剤を特定することが可能であり，また光貼付試験が陽性になる場合もある．作用波長は多くは UVA である．交差反応を起こしやすく，まれに薬剤中止後も数ヵ月間，同様の光線過敏症が持続することがある．鉄剤は人工的にポルフィリン症を誘発し，光線過敏症状を生じさせることがある．

7) 光線過敏症の治療と患者ケア

　光線過敏症を疑った場合には各種光線試験を行い早急に確定診断することが必要である．薬剤など外因が明らかな場合には原因となった物質，もしくは交差反応を起こしやすい物質との接触を避けように指導する．外因精査中あるいは外因除去後 1 ヵ月間は日中外出時のサンスクリーン剤の使用を指示して化学的遮光に留意させる．光線過敏で生じた各種皮疹，瘙痒に対してはステロイド外用薬，抗ヒスタミン内服薬が有効である．皮疹が広範囲にわたるなど重症例ではステロイドの全身投与が行われる．患者，家族に疾患が日光曝露で発症していることをよく説明し，一時的ではあるが遮光が重要であることを十分理解させる．

文献
1) Zuba EB et al: Drug-induced photosensitivity. Acta Dermatovenerol Croat **24**: 55-64, 2016
2) 戸倉新樹：薬剤性光線過敏症・接触皮膚炎．H29 年度日本皮膚科学会研究講習会テキスト
3) 市橋正光，堀尾　武（編）：光線過敏症，第 3 版，金原出版，2002
4) 森脇真一：総説　光線過敏症〜確定診断へのアプローチ〜．皮膚科の臨床 **56**: 723-729, 2014
5) Ikeya S et al: Voriconazol-induced photocarcinogenesis is promoted by aryl hydrocarbon receptor-dependent COX-2 upregulation. Sci Rep **8**: 5050, 2018

6 高齢者の自己免疫性水疱症を捉える〜水疱性類天疱瘡

氏家英之

ここが大事！

- 高齢者で陽性率の高い HBV，HCV，結核は，ステロイド全身投与開始前にスクリーニングする．
- 高齢者は潜在的な肝機能や腎機能の低下が存在するので，薬剤の副作用に注意する．
- DPP-4 阻害薬関連水疱性類天疱瘡は，紅斑が乏しく抗 BP180NC16a 抗体が陰性のことがあるため，見逃さないよう注意する．

1) 水疱性類天疱瘡の疫学

自己免疫性水疱症は中年以降に好発する疾患群であるが，特に水疱性類天疱瘡(bullous pemphigoid：BP)は年齢とともに発症頻度が上昇し，特に 70 歳代後半以上の高齢者に多く見られる．近年，高齢化とともに患者数が増加しており，今後も増加傾向が続くと予想される．また最近，2 型糖尿病治療薬である DPP-4(dipeptidyl peptidase-4)阻害薬を服用中の患者に生じる BP(DPP-4 阻害薬関連 BP)の報告が増加している．DPP-4 阻害薬関連 BP も通常の BP と同様に高齢者に好発するが，一方で通常の BP とは異なる臨床的特徴を持つため，診断に際し注意が必要である．

2) 高齢者における水疱性類天疱瘡の治療のコツとピットフォール

A．治療方針の決定と感染症スクリーニング

BP の治療方針の決定にあたっては，まず BPDAI(Bullous Pemphigoid Disease Area Index)に基づいて重症度を決定する．軽症であればテトラサイクリン(ミノサイクリン)±ニコチン酸アミドや DDS，低用量のプレドニゾロン($0.2〜0.3\,mg/kg/日$)を，中等症以上であれば中〜高用量のプレドニゾロン($0.5〜1.0\,mg/kg/日$)に免疫抑制薬(アザチオプリン，シクロスポリンなど)やステロイドパルス療法，IVIG 療法，血漿交換療法を適宜組み合わせて使用する[1]．ステロイド全身投与や免疫抑制薬による免疫抑制療法を行う際には，治療開始前に(治療開始に間に合わない場合はなるべく早期に)各種スクリーニング検査を行う(表 1)．感染症スクリーニングとして HBV，HCV，結核の検査を行う．特に HBV は免疫抑制療法時に再活性化し，致死的な劇症肝炎を引き起こすことがあるため注意が必要である．HBV スクリーニングとして，HBs 抗原，HBs 抗体，HBc 抗体を測定する．HBs 抗原が陽性の場合は核酸アナログ投与の適応となる．HBs 抗体，HBc 抗体のいずれかが陽性の場合は 1〜3 ヵ月毎の HBV-DNA 定量が推奨されている[2]．高齢者は若年者に比べて HBV キャリアの頻度が高いため，細心の注意を払う必要がある．HCV は HBV に比べて再活性化肝炎の劇症化リスクは高くないが，まれに劇症化することがあ

第Ⅲ章　高齢者の皮膚疾患診療のコツを学ぶ

表1　ステロイド全身投与開始前のスクリーニング

○感染症スクリーニング
　　HBV（HBsAg，HBsAb，HBcAb）
　　HCV（HCV抗体）
　　結核（抗原特異的インターフェロン-γ遊離検査，ツベルクリン反応）
○血液検査（末梢血（分画含む），肝・腎機能，電解質，脂質，糖尿病関連，CRP）
○胸部X線
○血圧測定
○体重測定
○上部消化管内視鏡（粘膜病変や消化性潰瘍の有無のチェック）
○眼科受診（眼病変（白内障・緑内障など）の有無のチェック）
○歯科受診（歯科病変の有無のチェック）

るため，免疫抑制療法開始前のHCV抗体の測定が望ましい．潜在性結核もHBV同様に高齢者で頻度が高く，免疫抑制療法により活動性結核になるリスクがあるため，注意を要する．結核のスクリーニングとして，ツベルクリン反応や抗原特異的インターフェロン-γ遊離検査を行う．前者はBCG接種により陽性となるため，後者の実施が望ましい．

B．治療開始前の眼科受診と歯科受診

　高齢者は白内障や緑内障の罹患率が高く，長期間のステロイド内服療法によりこれらの増悪が見られることがあるため，治療開始前の眼科受診による眼病変の有無のチェックが望ましい．口腔粘膜病変を有する患者は口腔内清掃が不十分になりがちである．また，ステロイド性骨粗鬆症の予防として骨吸収抑制薬であるビスホスホネート製剤を使用することが多いが，顎骨壊死のリスク軽減のためには使用開始前の歯科治療終了が望ましいとされている[3]．以上より，ステロイド内服療法開始前に（間に合わない場合は可及的速やかに）歯科にコンサルトし，精査加療を依頼する．BPの軽症例でステロイド全身投与や免疫抑制薬を使用しない場合はこれらのスクリーニングは省略可能であるが，あらかじめ必要なスクリーニングを行っておくとBP増悪時の免疫抑制療法の開始が容易となる．

C．高齢者診療における注意点

　高齢者を治療する際には，加齢に伴う肝機能・腎機能の低下，呼吸機能や嚥下機能の低下，生活習慣病や骨粗鬆症の合併率の上昇，日常生活動作の低下，易感染性であることなどを念頭に置く必要がある[1]．高齢者ではステロイド内服に伴う血圧上昇や血糖上昇，筋力低下，骨粗鬆症が顕在化しやすいため，注意深く経過観察するとともに必要時には内科や整形外科に速やかにコンサルトする．アザチオプリンやDDS，ST合剤による肝機能障害やシクロスポリンによる腎機能障害にも十分に注意し適宜減量する．

3）悪性腫瘍の検索は必要か？

　BP患者における悪性腫瘍の合併については，以前から議論が続いている．イタリアや台湾，イギリスなどで10〜20％と一般人口に比べて高い悪性腫瘍合併率が報告されているが，BPとの

92

因果関係は証明されていない．最近では，BP 患者では血液系悪性腫瘍の合併が有意に高いが非血液系悪性腫瘍の合併率との相関はなかったとする報告が相次いでいる．BP は高齢者に好発することや，ステロイド内服前の全身精査により偶発的に発見される悪性腫瘍もあるため，一般人口に比べて合併率が高くみえている可能性がある．以上より，必ずしも BP 患者全例で悪性腫瘍を検索する必要はなく，臨床症状や経過から悪性腫瘍が疑われる場合に検索を考慮すればよい．

4) DPP-4 阻害薬関連 BP は通常の BP と異なる特徴を持つため注意する

A．疫学と臨床的特徴

近年，2 型糖尿病治療薬である DPP-4 阻害薬と BP の関連が注目されている．フランスやフィンランド，そして本邦の大規模調査で，DPP-4 阻害薬服用者に BP の発症が有意に高いことが報告された．内服薬剤としてビルダグリプチンの頻度が高く，テネリグリプチンやリナグリプチンも多いが，シタグリプチンの頻度は比較的低い．DPP-4 阻害薬関連 BP では，DPP-4 阻害薬の内服開始から BP 発症までの服用期間は数ヵ月から数年と長いのが特徴である．DPP-4 阻害薬関連 BP は通常の BP と同様に高齢者（70 歳代以降）に好発するが，しばしば通常型 BP とは異なる臨床所見および免疫学的所見が観察される．DPP-4 阻害薬関連 BP では紅斑に乏しい「非炎症型」が過半数を占め，大半の通常型 BP で見られる紅斑を伴う「炎症型」と異なった臨床像を呈する[4,5]（図 1）．また，DPP-4 阻害薬関連 BP では抗 BP180 NC16a 抗体が陰性あるいは低値となる症例が比較的多い[4,5]（表 2）．このような特徴を有するため，見逃さないよう注意する必要がある．

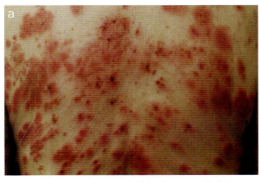 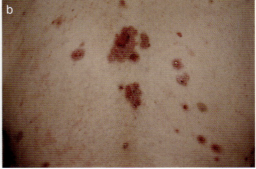

図 1　BP と DPP-4 阻害薬関連 BP の臨床像
　a：通常の水疱性類天疱瘡．水疱に浮腫性紅斑を伴っている．
　b：DPP-4 阻害薬関連水疱性類天疱瘡（非炎症型）．びらんや水疱が散在するものの，紅斑が乏しい．

第Ⅲ章　高齢者の皮膚疾患診療のコツを学ぶ

表2　通常の BP と DPP-4 阻害薬関連 BP の比較

	通常の BP	DPP-4 阻害薬関連 BP
好発年齢	高齢者（特に 70 歳代後半以上）	高齢者（特に 70 歳代後半以上）
DPP-4 阻害薬：BP 発症までの服用期間	なし	数ヵ月～数年
紅斑・膨疹	多い	比較的少ない
水疱・びらん	多発	多発
抗 BP180NC16a 抗体	高値	低値 or 陰性例が比較的多い
抗全長 BP180 抗体	陽性	陽性
予後	時に難治性	比較的良好

B．予後と対処法

　DPP-4 阻害薬関連 BP の予後は詳細な報告が少ないためいまだ明らかではないが，既報告例では DPP-4 阻害薬内服中止後 1 週間程度で皮疹の新生が停止した症例や，ステロイド内服に抵抗性であったが DPP-4 阻害薬中止後 2～6 週間で完全寛解にいたった症例など，中止後の経過が良好な症例が報告されている．一方，自験例では約半数の症例で通常のステロイド内服療法を要した．BP 患者が発症時に DPP-4 阻害薬を服用している場合は，中止あるいは他系統の薬剤に変更するのが現時点では最も現実的な対応と考えられる．高齢者人口の増加により，今後，通常の BP のみならず DPP-4 阻害薬関連 BP も増加することが予想される．DPP-4 阻害薬服用者に複数のびらんや水疱が見られる場合は，本症を念頭に置いた精査を行うべきである．

文献
1) 類天疱瘡（後天性表皮水疱症を含む）診療ガイドライン作成委員会：類天疱瘡（後天性表皮水疱症を含む）診療ガイドライン．日皮会誌 **127**: 1483-1521, 2017
2) 肝炎診療ガイドライン作成委員会：B 型肝炎治療ガイドライン（第 3 版），日本肝臓学会，2017
3) 顎骨壊死検討委員会：骨吸収抑制薬関連顎骨壊死の病態と管理：顎骨壊死検討委員会ポジションペーパー 2016，日本口腔外科学会，2016
4) Izumi K et al: Autoantibody profile differentiates between inflammatory and noninflammatory bullous pemphigoid. J Invest Dermatol **136**: 2201-2210, 2016
5) Ujiie H et al: HLA-DQB1*03:01 as a biomarker for genetic susceptibility to bullous pemphigoid induced by DPP-4 inhibitors. J Invest Dermatol **138**: 1201-1204, 2018

7 高齢者顔面に見られる色素斑を見分ける

名嘉眞武国

ここが大事！

- ■ 悪性病変，特に悪性黒子を見逃さない．
- ■ ダーモスコピーを過信してはいけない．
- ■ 診断が困難であれば慎重に経過観察し，もしくは躊躇せず生検して病理組織学的検討を行う．

　本項では，隆起していない色調病変（変化）の鑑別を解説する．

　顔面に生じる代表的なものとして「年寄りしみ」と呼称される良性の①老人性色素斑（senile lentigo：SL），同義語として日光黒子（solar lentigo），顔面に好発する悪性黒色腫の1病型で初期状態の②悪性黒子（lentigo maligna：LM），LM が進行した③悪性黒子型黒色腫（lentigo maligna melanoma：LMM），顔面に高率に発症し皮膚癌のなかで最も高率に生じる④基底細胞癌（basal cell carcinoma：BCC），赤しみと称される表皮内癌のひとつである⑤光線角化症（actinic keratosis：AK），同義語として日光角化症，老人性角化症，⑥その他，の6つがあげられる

1) 肉眼的臨床像で鑑別は可能か？

　皮膚科医は各臨床科のなかで，皮膚疾患を画像を使用せず臨床像から診断することを最も専門としている診療科であり，得意ともしている．そこで上記に記した疾患の鑑別について臨床像から検討してみる．SL は良性であり，上皮内癌または皮膚癌である他の疾患との鑑別が重要と考え，本項では SL と他疾患との鑑別を中心に解説する．

　まず図1に SL の臨床例を示す．特徴はほぼ均一の淡い色調を呈した褐色調の大小の斑が多発・散在することである．形状は様々ではあるが，境界は明瞭で鱗屑なども認めない．図1c は局面の一部が脂漏性角化症に変化しており（矢印），表面が粗糙になり色調も黒色調が強くなっているが，珍しいことではない．

　次に図2に LM（図2a, b）と LMM（図2c）の症例を示す．以前から黒色腫を疑う有用な臨床所見として以下に示す ABCDE rule がある．

A：asymmetry（非対称，不規則形）

B：border irregularity（境界不整）

C：color variegation（色調多彩）

D：diameter（径6mm 以上）

E：evolution（隆起）

上記を参考にすると，図2c は LMM であるため中央も隆起しており，すべて満たされる．

第Ⅲ章　高齢者の皮膚疾患診療のコツを学ぶ

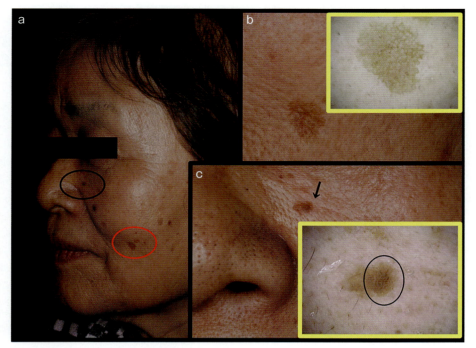

図1　SLの症例（75歳，女性）
　　　黄色枠内はダーモスコピー像.
　　　a：左顔面の全体像で，SLが散在している.
　　　b：aの赤枠内の拡大像.
　　　c：aの黒枠内の拡大像で，一部に脂漏性角化症（矢印）を生じている.

　初期の段階である図2aと図2bはともに隆起こそ認めないが，A〜Dまで満たしている．特に臨床像で重要なのは色調の不均一性である．また，この症例で色調の不均一性の経時的変化を詳細に把握することが重要となる．この色調の変化を病歴から聴取できると診断の参考になるが，患者本人が高齢者で正確に把握できない場合は周囲の家族からの意見も参考とする．
　しかしLMと図1cの一部脂漏性角化症が生じているようなSLの症例および後述する初期のBCCでは，肉眼的臨床像から診断や鑑別が困難となることがある．
　図3に図1とは別症例のSL（図3a）とBCC（図3b）とAK（図3c）の症例を示す．図3b，図3cとも数種の臨床型はあるが，患者本人が"しみ"を主訴に受診した症例である．
　BCCは色調がSLより黒色調が強く，詳細に観察すると肉眼でも点状の黒色色素沈着を捉えることができることがある（図3b）．また軽度隆起すると光沢も帯びてくることも特徴である．しかし，腫瘍胞巣が大きくなり全体が濃黒色調を呈するBCCでは，肉眼のみではLMとの鑑別が困難となることがある．
　AKは色調が赤く，表面が粗糙となった角化性局面時に萎縮性局面を生じる．露光部である高齢者の顔面に好発するためSLとの鑑別には周囲のSLと直接比較するとよい．しかしSLの消褪傾向を示す扁平苔癬様角化症（lichen planus-like keratosis：LPLK）となると鑑別が困難となるため，「3）AKとLPLK」で解説する．

7 高齢者顔面に見られる色素斑を見分ける

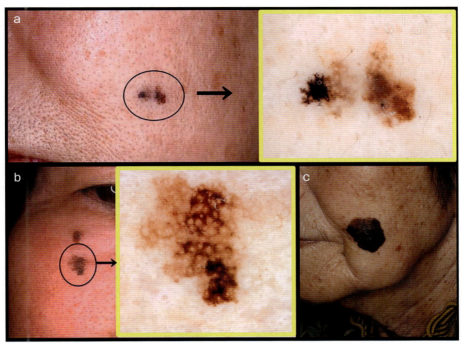

図2 LM（a, b）とLMM（c）の臨床例
　　黄色枠内はダーモスコピー像.
　a：79歳，女性．左頬に長径10mmの形状が不整で色調が不均一な黒色色素斑．（文献1より引用）
　b：64歳，女性．長径7mmの不規則な色調の黒褐色斑．（文献3より引用）
　c：84歳，女性．長径25mmの形状および色調が不規則で中央が隆起した黒色斑．

2) ダーモスコピー像による鑑別

　肉眼的臨床像からの鑑別が困難な症例の際は，ダーモスコピー像による検討を行う．

　図1bと図3aのSLのダーモスコピー像は，ともに色調がほぼ均一で，白く抜けた毛孔の周囲を淡い褐色線で囲まれることで形づくられる定型的偽網状構造（pseudo-network）を認める．辺縁には虫食い様構造（moth-eaten border）も見られる[1]．

　図2はLMとLMMであるが，図2cのLMMは肉眼的臨床像で診断が容易なため，図2aと図2bのLMについて解説する．ともに全体の形状は不整で毛孔周囲の色調の不均一性も顕著で明瞭な非対称性色素性毛孔開孔（asymmetric pigmented follicular openings）が見られる．部位によっては毛孔が確認できない黒色調の無構造領域も認める[2,3]．

　図1cのSLとBCC（図3b）のダーモスコピー像に注目したい．SLで一部脂漏性角化症に変化している部位（黄色枠の黒色枠内）ではやや褐色調が濃くなった太指様構造（fat finger-like structures）が見られるが，これは表皮肥厚のためである．

　一方，BCC（図3bの黄色枠内）では，小さな腫瘍胞巣を反映する多数の青灰色小球（blue-gray globules）を認める[1,3,4]．またBCCで特徴とされる血管所見である樹枝状血管（arborizing vessels，矢尻）も見られる．

第Ⅲ章　高齢者の皮膚疾患診療のコツを学ぶ

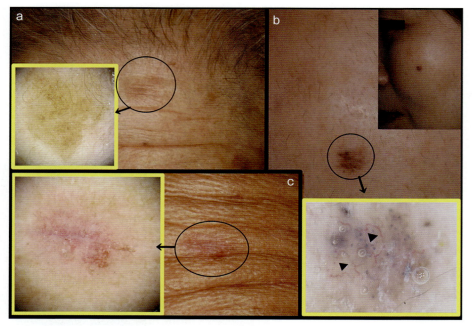

図3　SL（a）とBCC（b）とAK（c）の臨床例
黄色枠内はダーモスコピー像．
a：76歳，女性．額の淡褐色斑．図1と別症例．（文献1より引用）
b：72歳，女性．点状の黒色色素沈着を認める．
c：75歳，男性．額に紅色の角化性萎縮性局面を認める．

3) AK と LPLK

　AKのダーモスコピー像を図3cの黄色枠内に示す．疾患特徴とされる苺状パターン（strawberry pattern）を認める．また表面に白色鱗屑も認める．鑑別としては前述したLPLKがあげられる．この疾患はSLが赤みを帯びたもので肉眼的にAKとの鑑別が問題となる．ダーモスコピーではメラノファージにより全体もしくは毛孔周囲に点状の青灰色色素沈着を認める．

　以上代表的疾患について解説したが，本項で紹介した症例は典型的なもので，やはり肉眼的臨床像およびダーモスコピー像でも鑑別が困難である症例に遭遇した際は，躊躇せず速やかに生検して病理組織学的検討を行うべきである．

文献
1) 名嘉眞武国：ダーモスコピーの基礎から応用まで．皮膚臨床 **59**: 1985-2000, 2017
2) Schiffner R et al: Improvement of early recognition of lentigo maligna using dermatoscopy. J Am Acad Dermatol **42**: 25-32, 2000
3) 名嘉眞武国：皮膚色素性病変の診断，特に良悪の鑑別に対するダーモスコピーの有用性．MEDICAL PHOTONICS **14**: 55-61, 2013
4) Argenziano G et al: Dermoscopy of pigmented skin lesions:results of a consensus meeting via the Internet. J Am Acad Dermatol **48**: 679-693, 2003

8 高齢者の紫斑の注意点は何か

石黒直子

ここが大事！

■ 高齢者の紫斑には，加齢に起因するものと高齢者に好発する疾患の症状として見られるものがある．

■ 加齢に起因するものには老人性紫斑があり，機械的刺激を受けやすい前腕が好発部位で，特に治療は要さない．

■ 比較的高齢者に好発する血管炎として，ANCA 関連血管炎，クリオグロブリン血症性血管炎などがあるが，下肢に palpable purpura（浸潤を触れる紫斑や触知性紫斑と称される）を認めた場合には考慮する．

1) 紫斑とは

紫斑はそもそも赤血球が血管外に漏出した結果生じた，皮内もしくは皮下への出血像を反映する皮膚症状である．その病態により大きく4つに分けられる（表1）．

表1 紫斑の病態別分類

	代表的な疾患
1. 血管支持組織の脆弱による紫斑	老人性紫斑，ステロイド紫斑
2. 血管炎による紫斑	ANCA 関連血管炎，クリオグロブリン血症性血管炎，IgA 血管炎（Henoch-Schölein 紫斑病）
3. 血液異常による紫斑	高γグロブリン血症性紫斑，血小板減少性紫斑，播種性血管内凝固症候群（DIC）による紫斑
4. その他の紫斑	慢性色素性紫斑

2) 診断に向けてのアプローチ法

紫斑の診断において最も重要なことは，皮膚所見の正確な把握である．紫斑の大きさ，形状や浸潤などの性状，出現部位・分布のしかた，出現する季節などを確認することである．次に大切なことは，患者背景（年齢や基礎疾患，内服歴），先行する症状（発熱，上気道炎症状），もしくは付随する症状（下肢の浮腫，関節痛，しびれ感）を聴取することであり，紫斑の背景にある病態をある程度推測できることがある．この際に年齢は特に重要な要素となる．

3) 高齢者の紫斑

A．血管支持組織の脆弱による紫斑
a）老人性紫斑

加齢による血管支持組織の脆弱性から易出血性となり生じる．特に外的刺激を受けやすい前腕伸側，手背のほか，下肢に生じる．自覚症状がなく，盛り上がりや浸潤を触れない，大型の斑状紫斑を生じるのが特徴である．一般的に季節性はなく，軽微な機械的刺激により繰り返し生じるため，患者本人は誘因に気づいておらず，心配されて受診されることは少なくない．臨床的な特徴から診断は容易であるので，未治療にて消褪することをきちんと説明する．

長期にわたるステロイド内服でも斑状紫斑や点状紫斑を生じる．こういったステロイド紫斑も血管支持組織の脆弱性から生じ，老人性紫斑と類似する．高齢者に生じると症状が強くなり，常に紫斑を認める状態を呈する（図 1）．

B．血管炎による紫斑

血管炎による紫斑の多くは下腿に好発する．特に palpable purpura を見た場合には血管炎を疑って皮膚生検を含めた精査を行う．紫斑を生じる場合の障害血管の位置と太さは，真皮の小型血管（毛細血管，細動静脈）であるが，浸潤を強く触れる場合には病変が思ったより深く，脂肪組織にまで及ぶことがあることから，皮膚生検は脂肪組織まで含めて施行する．

比較的高齢者に多い小型血管炎に属する疾患について解説する．

a）ANCA 関連血管炎

顕微鏡的多発血管炎，多発血管炎性肉芽腫症（Wegner 肉芽腫症），好酸球性多発血管炎性肉芽腫症（EGPA，Churg-Strauss 症候群）の 3 つの疾患がある．いずれも中高齢者に好発するが，最も患者数の多い顕微鏡的多発血管炎では 55〜74 歳が好発年齢で特に高齢者に多いことを知っておく[1]．

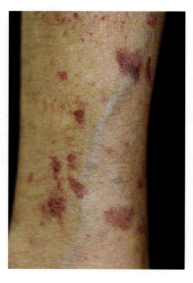

図 1　ステロイド内服と加齢の両者が関与して出現した紫斑（70 歳女性）
前腕に斑状の紫斑が散在し，一部に点状紫斑も混じている．

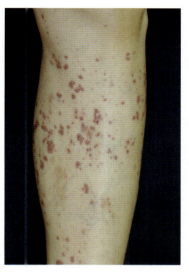

図2 好酸球性多発血管炎性肉芽腫症（72歳女性）の臨床像
下腿に浸潤を触れ，軽度隆起した紫斑が多発している．

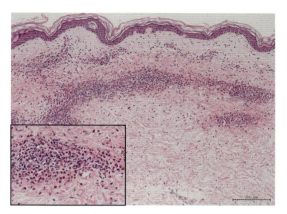

図3 好酸球性多発血管炎性肉芽腫症の病理組織像（左下に強拡大像）
真皮上層の小型血管の壁の破壊像と壁および周囲に多数の好酸球の浸潤を認める．

　いずれの疾患でも palpable purpura（図2）はよく見られる症状である．ANCA 関連血管炎の障害の及ぶ範囲は真皮上層から脂肪組織と広く，真皮皮下境界部の小動脈炎（中型血管炎）を起こすこともある．それを反映し，皮膚潰瘍，網状皮斑，皮下結節など多彩な皮膚症状が混在することがある．その他，好酸球性多発血管炎性肉芽腫症では下肢の浮腫やしびれを伴うことは珍しくなく，喘息の先行が知られている．

　検査では，顕微鏡的多発血管炎，好酸球性多発血管炎性肉芽腫症で MPO-ANCA 陽性例が，多発血管炎性肉芽腫症では PR3-ANCA 陽性例が比較的多いことから，これらの検索を行うが，陰性例や非典型例も見られるので，全身精査による臓器病変の有無を加味した総合的な評価が必要である．好酸球性多発血管炎性肉芽腫症では末梢血好酸球数の増多が見られ，病理組織像では小型血管炎に多数の好酸球の浸潤が見られる（図3）．

b）クリオグロブリン血症性血管炎

　37℃以下で凝集するクリオグロブリンが血管壁に沈着して生じる血管炎で，50〜60歳代に好発する．クリオグロブリンを構成する免疫グロブリンの種類により3型に分類されている．寒冷期もしくは寒冷刺激で誘発され，寒冷曝露部位（下腿，耳，鼻など）に症状が出現するのが特徴である．ANCA 関連血管炎と同様に，血管の障害の及ぶ範囲が真皮上層から脂肪組織と広く，紫斑（図4）のほかに皮膚潰瘍，網状皮斑など多彩な皮膚症状を生じる．関節痛，筋肉痛，腎炎，神経障害などを伴うことがある．C 型肝炎や Sjögren 症候群などの膠原病を基礎疾患として生じることがあるので，その精査を要する．

C．血液異常による紫斑

a）高 γ グロブリン血症性紫斑

　血清（血漿）蛋白に異常をきたす疾患のひとつである．基礎疾患のひとつとして患者層が50歳

第Ⅲ章　高齢者の皮膚疾患診療のコツを学ぶ

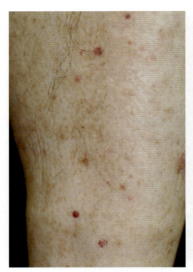 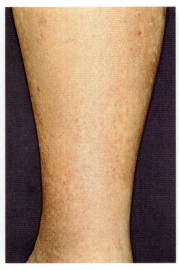 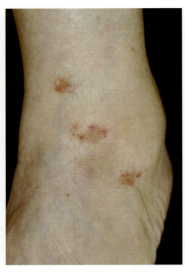

図4　クリオグロブリン血症性血管炎（68歳男性）の臨床像
　　左下腿に浸潤を触れ，一部軽度隆起した紫斑を認める．
（土屋佳奈ほか：クリオグロブリン血症性紫斑の2例．皮膚臨床 52: 1273, 2010より許諾を得て転載）

図5　高γグロブリン血症性紫斑（55歳男性）の臨床像
　　下腿に点状紫斑と点状の褐色斑が混在して見られる．

図6　慢性色素性紫斑の臨床像（94歳女性）
　　下腿に浸潤のない点状紫斑を混じた紅褐色斑が散在する．

代をピークとするSjögren症候群がある．慢性に経過する疾患であることから，高齢者の紫斑としても知っておく必要がある．
　下腿に点状紫斑とヘモジデリン沈着による点状褐色斑が混在する特徴的な像を呈するので，臨床診断が重要である（図5）．疑った場合にはγグロブリン，抗SS-A抗体や抗SS-B抗体などの免疫学検査を含めた精査を行う．病理組織像では血管の破壊像が明瞭でなく，血管周囲に赤血球の漏出像とヘモジデリン沈着を認めるだけのものから，小型血管炎を伴うものまで幅がある．

D．その他
a）慢性色素性紫斑
　中年の下肢に好発し，浸潤のない点状紫斑が集簇し，しばらくすると紅褐色調の斑（図6）を呈する臨床像が多いが，他の臨床像も見られる．慢性に経過することから，高齢者の紫斑としても知っておくべき疾患である．一般的に先行する症状，全身症状，内臓合併症はない．症状が強い場合には時に静脈環流障害を基盤に持つことがあるため，下肢のドプラエコーなどによる精査を要する．

文献
1）顕微鏡的多発血管炎．ANCA関連血管炎診療ガイドライン2017，初版．厚生労働科学研究費補助金　難治性疾患等政策研究事業　難治性血管炎に関する調査研究班　有村義宏，難治性腎疾患に関する調査研究班　丸山彰一，びまん性肺疾患に関する調査研究班　本間　栄（編），診断と治療社，p.78-80, 2017

9 高齢者の白斑を見分ける

種村 篤

ここが大事！

- 高齢者の白斑には尋常性白斑に加え，老人性白斑，炎症後色素脱失などがあげられるが，近年ではロドデノール誘発性脱色素斑で代表される化粧品関連白斑や，抗PD-1抗体投与後の白斑が話題となっている．
- それぞれの白斑の臨床的特徴を正確に理解し診断，相応しい対応をすべきである．

1) 脱色素性疾患の分類

　脱色素性疾患を分類するアルゴリズムが2012年尋常性白斑診療ガイドラインに掲載されており，後天性が不完全脱色素斑と完全脱色素斑に大別される（図1）[1]．高齢者に発症しうる後天性脱色素斑には，尋常性白斑に加え，ブドウ膜炎を合併するVogt-小柳-原田病，老人性白斑，近年では，ロドデノール誘発性脱色素斑（RD白斑）などの美白化粧品を使用した後脱色素斑を生じる化粧品関連白斑もしくは化学物質誘発白斑などもあげられる．

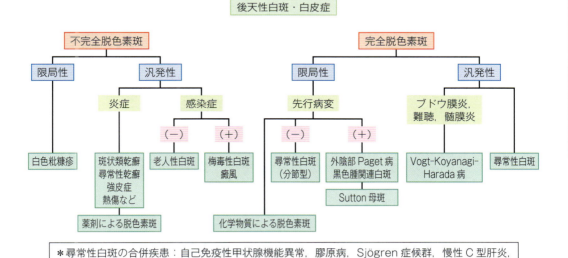

図1　後天性脱色素斑の鑑別アルゴリズム
　（鈴木民夫ほか：日皮会誌 122: 1725-1740, 2012 [1] を参考に作成）

2) 脱色素斑を呈する皮膚疾患

A. 尋常性白斑

　尋常性白斑は，特に人種・性別の違いなく一般的に人口の約0.5～2％に生じる比較的頻度の高い脱色素性疾患であり，大きく分節型と非分節型に分けられる．分節型は皮膚分節に一致して分布し，学童期までに発症することがほとんどであり，高齢発症することはない．非分節型は広い年齢分布で発症し，当科でも60歳以降に発症し受診する患者も多い．臨床像は全身に四肢対称性もしくは体幹正中に分布し，特に手足の指背や顔面に多発する場合，整容的に問題となる（図2）．母指頭大から手掌大に拡大し，融合・多発することが多く，進行期では間擦部にケブネル現象が生じる．完成した白斑では，表皮メラノサイトおよびメラニンが消失しているため，境界明瞭な完全脱色素斑となり診断は比較的容易である．さらに，ウッド灯を用いた観察ではメラニンによる紫外線の吸収がないため真皮膠原線維の蛍光が"chalky white"として可視化される．一方，幼少期に顕在化する脱色素性母斑は，"off-white"と表現される不完全脱色素斑である．

　治療として，ステロイドやタクロリムス軟膏（保険未収載）などの外用療法，紫外線治療，進

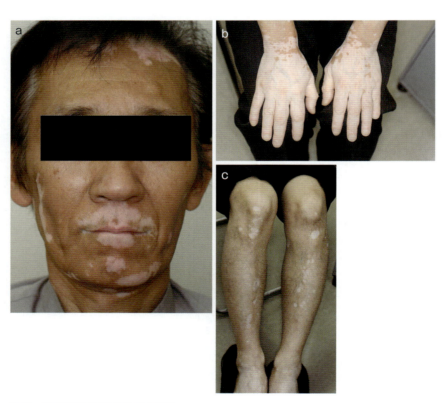

図2　汎発型尋常性白斑の臨床像

行が停止しており，治療抵抗性の場合には皮膚移植を行うこともある．

B．老人性白斑

ほとんどの高齢者に生じる極めてありふれた脱色素性疾患であり，紫外線による光老化現象のひとつといえる．老人性白斑は米粒大程度の小脱色素斑であり，多発することが多い．尋常性白斑と異なり，メラノサイトは消失せずメラノサイトのメラニン合成能の低下が原因といわれており，原則治療に反応しない．また，UVB 波長を有するウッド灯を用いた観察で，ともに完全脱色素斑としてより顕在化して観察できる（図 3）．老人性白斑は，露光部に生じることが多いが，全身をくまなく観察すると高齢者の大部分に生じており，臨床的特徴を理解することで診断は比較的容易である．

C．化学物質誘発白斑・化粧品関連白斑

化学物質誘発白斑（chemical leukoderma）はフェノールやカテコール類など数多くの化学物質に曝露されることにより発症する[2]．これらの化学物質を扱う工場などで集団発生することがある．臨床的に尋常性白斑と類似することもあるが，職業歴を聴取することで診断は可能である．

また，化粧品関連白斑として，2013 年 7 月 2％ロドデノール含有化粧品を使用した消費者の 2.4％に脱色素斑を生じることが社会問題となった（2018 年 3 月 31 日時点で 19,593 人に発症している）[3]．RD 白斑はその使用状況ゆえ特に中高年女性が多い．RD 含有化粧品を塗布した前腕・手背などの脱色素斑は，RD 白斑と老人性白斑が混在することが多く，それらの臨床的特徴

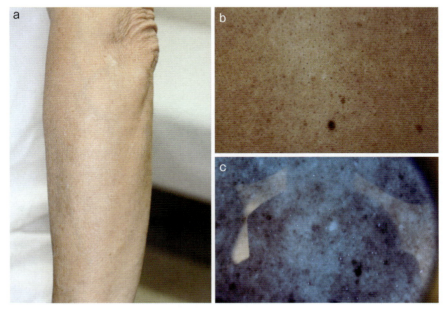

図 3　老人性白斑の臨床像およびウッド灯による観察像

第Ⅲ章　高齢者の皮膚疾患診療のコツを学ぶ

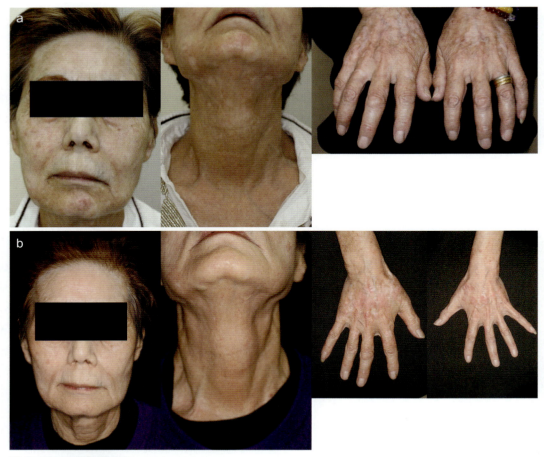

図4　RD白斑の臨床像
a：化粧品使用時，顔面・前頸部・両側手背に不整な脱色素斑が見られる．
b：化粧品中止後急速に色素再生が得られた．

を認識し，正確に鑑別することが重要である．その発症機序として，ロドデノールがチロジナーゼの基質となり，生成されたRD代謝物がメラノソーム内でメラノサイト障害作用を持つことで，脱色素斑を生じることが一因である．RD白斑の大部分の患者では，顔・化粧品使用部位におおむね一致して完全ないし不完全脱色素斑が見られる．脱色素斑が出現する前に紅斑などの炎症症状が先行する場合がある．また，脱色素斑が一様ではなくむらがあり辺縁不整の場合が多い．約8割の症例は無治療で化粧品中止後何らかの改善が見られるが，特に化粧品非使用部位に拡大する場合は尋常性白斑との鑑別が困難である（図4）．

D．抗PD-1抗体関連白斑

　2014年以降，進行期悪性黒色腫症例にニボルマブなどの抗PD-1抗体が使用され，その有害事象として白斑が生じることが知られている．CheckMate067試験では，ニボルマブを投与した症例の9％に白斑を生じており，メラノサイトに対する自己免疫応答がその原因といわれている[4]．

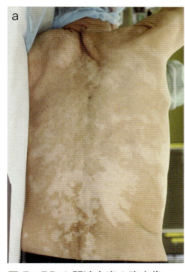
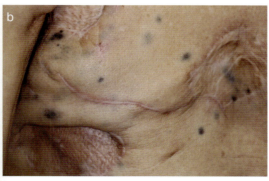

図5　PD-1関連白斑の臨床像
　a：汎発型尋常性白斑と類似した脱色素斑.
　b：メラノーマ関連白斑の臨床像. 多発するメラノーマの転移巣周囲に円形白斑が見られる.

特に白斑を生じた症例では治療奏効率が有意に高く，当科で白斑を生じた症例もメラノーマの転移巣の縮小効果が得られた（図5）．その臨床像は汎発型の尋常性白斑に類似し，顔面・手足を含む全身に完全脱色素斑が生じる．抗PD-1抗体投与後数ヵ月で発症する例が多く，臨床経過より尋常性白斑と鑑別する．図5の症例は抗PD-1抗体が奏効している間は白斑が拡大し続けていたが，再発病変が見つかった時期より毛孔一致性の色素再生が見られ，抗腫瘍効果と白斑の病勢との関連性を示唆している．

E．その他

脱色素斑を呈する疾患として，以下の皮膚疾患があげられる．

a）尋常性乾癬

角化性紅斑が消褪したあと，淡い色素沈着を残すのと同時に脱色素斑が生じることもある．残存する紅斑・色素沈着・色素脱失など多彩な皮疹が混在していることが多い．

b）アトピー性皮膚炎

肘窩・手首など特に間擦部の苔癬化局面に，不整な吹雪状の完全脱色素斑が混在することがある．また，アトピー性皮膚炎に尋常性白斑が合併した症例では，細胞障害性T細胞に加えTh17型ヘルパーT細胞を介したメラノサイトに対する自己免疫応答が関与する報告もある[5]．

c）菌状息肉症

特に毛孔性菌状息肉症では，毛囊に激しい細胞浸潤が見られ破壊されることよりメラノサイト前駆細胞が消失し，点状脱色素斑が多発することがある．

d）メラノーマ関連白斑

皮膚メラノーマ周囲に脱色素斑を生じることがある．メラニン関連抗原に対する免疫応答の

第Ⅲ章　高齢者の皮膚疾患診療のコツを学ぶ

結果メラノーマ周囲のメラノサイトが障害され，脱色素斑を生じる（図 5b）．

文献

1）鈴木民夫ほか：尋常性白斑診療ガイドライン．日皮会誌 **122**: 1725-1740, 2012
2）Miyamoto L et al: Chemical leukoderma. Vitiligo, Hann SK et al (eds), Blackwell Science, p.269-280, 2000
3）松永佳世子ほか：ロドデノール誘発性脱色素斑調査研究報告 2018．日皮会誌 **128**: 2255-2267, 2018
4）Wolchok JD et al: Overall survival with combined nivolumab and ipilimumab in advanced melanoma. N Engl J Med **377**: 1345-1356, 2017
5）Tanemura A et al: Seven cases of vitiligo complicated by atopic dermatitis: suggestive new spectrum of autoimmune vitiligo. Eur J Dermatol **22**: 279-280, 2012

10 うっ滞性皮膚炎の原因を追究する

谷川瑛子

ここが大事!

- 問診を大切にする：自・他覚症状（熱感・疼痛・腫脹），発症時期，発症部位（急性・慢性），持続期間，既往歴（外傷歴，手術歴），薬剤内服歴（抗凝固（血）薬）など．
- 急性・慢性に加えて緊急性を要する疾患との鑑別を行う．高齢者では動脈硬化による急性動脈閉塞と外傷によるコンパートメント症候群にも注意する．
- 下腿片側の発赤腫脹，時には両側大腿腫脹からは，表在静脈血栓と深部静脈血栓症（DVT），肺塞栓症を見落とさない．
- 静脈瘤に関する解剖学的知識と分類を熟知して診断と治療の質を上げる．
- うっ滞性皮膚炎患者の潰瘍は易刺激性で，多種の外用薬で感作しやすい．常に接触皮膚炎を鑑別し，パッチテストを積極的に施行する．
- 高齢者は基礎疾患が多く，詳細な問診と幅広い鑑別をきちんと行う．

1) 概念と特徴

うっ滞性皮膚炎は下肢静脈還流不全で生じた静脈高血圧状態により生じる湿疹・皮膚炎である．静脈瘤の関与が深く，自覚的な下肢のだるさとむくみ（夕方に顕著となり，翌朝改善する）に始まり，臨床的に下腿末梢側 1/3 内側から足関節にかけての浮腫，乾燥，瘙痒を経て湿疹・皮膚炎となり，色素沈着を残す．症状が進行するにつれ浮腫性硬化，時に発赤，熱感，硬結を生じる（図1）．慢性化すると白色調の萎縮性局面（atrophie blanche），または硬化性斑状局面（硬化性脂肪織炎 sclerosing panniculitis）となり，軽微な外傷から難治性潰瘍となる（うっ滞性潰瘍；静脈性潰瘍）．まれであるが，本症は透析患者の AV シャントまたは先天性動静脈奇形では上肢に生じる．多彩な臨床像はいずれも静脈うっ滞が基盤にあり，これら静脈循環不全に起因する一連の症

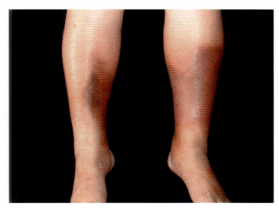

図1 臨床像

状をまとめて「うっ滞性症候群（皮膚炎，脂肪織炎，潰瘍）；慢性静脈不全 chronic venous insufficiency（CVI）または chronic venous disease（CVD）」ともいう．

2) 発症関連因子

主たる原因は下肢静脈瘤である．また長時間立ち仕事で歩くことが少ない職業の従事者（美容師，調理師，販売業，教師，看護師など），下肢リンパ浮腫，妊娠，女性，肥満，高齢による下肢筋のポンプ機能低下と下肢麻痺による廃用性浮腫，深部静脈血栓症なども原因となる（図2）．

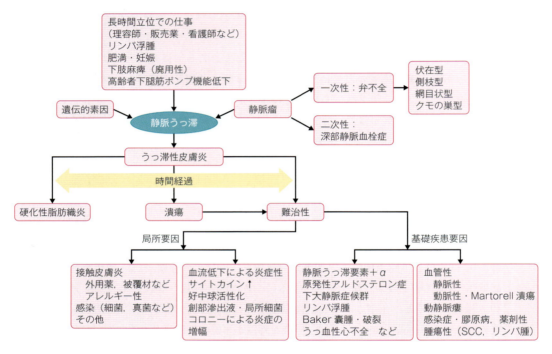

図2 うっ滞性皮膚炎

3) 静脈瘤の分類

静脈瘤は下肢の表在静脈が拡張・蛇行したものであり，弁不全による一次性静脈瘤と深部静脈血栓症による二次性静脈瘤に分けられる．臨床的に罹患した静脈の部位と太さによって伏在型，側枝型，網目状型，クモの巣型の4型に分けている（肉眼的分類）（図3）．慢性静脈疾患のCEAP分類（C：臨床分類，E：病因分類，A：解剖学的分類，P：病態生理分類）は現在世界で最もよく使用されている．表1に臨床分類Cを示す．

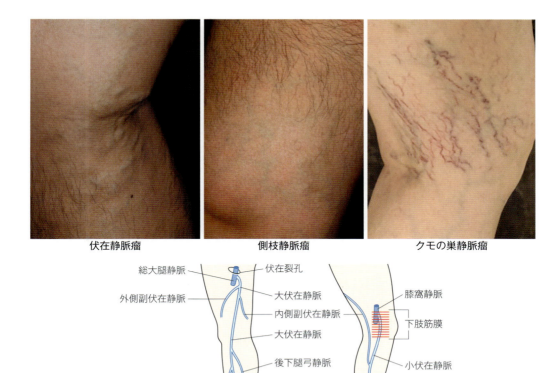

図3 一次性静脈瘤の肉眼的分類と表在静脈の分布
（下図：竹中 克ほか：血管エコーハンドブック，金芳堂，p.105，2015を参考に作成）

表1 慢性静脈のCEAP分類（臨床分類のみ示す）

C0	触診，視診で静脈瘤を認めない
C1	クモの巣状，網目状静脈瘤
C2	静脈瘤（立位で径3mm以上）
C3	浮腫
C4a	色素沈着，湿疹
C4b	皮膚硬化性脂肪織炎，白色皮膚萎縮
C5	潰瘍の既往
C6	潰瘍

（広川雅之ほか：Medical Technology 41: 846-853, 2013 [3]を参考に作成）

4）診断

　本症は臨床症状から診断は比較的容易であり，両側下腿1/3の色素沈着または皮膚炎は静脈うっ滞の存在を示す重要なサインである．しかし個々の患者では原因となりうる要素は多彩である．本症は基礎疾患により治療法とその優先順位が変わりうる疾患である．特に高齢者では

第Ⅲ章　高齢者の皮膚疾患診療のコツを学ぶ

表2　うっ滞性症候群の鑑別疾患

症状（うっ滞性症候群）	鑑別すべき疾患	疼痛（参考）
湿疹・皮膚炎・色素沈着	皮脂欠乏性湿疹	×
	貨幣状湿疹	×
	接触皮膚炎	×
	アレルギー性接触皮膚炎	×
	薬剤性，突発性色素性紫斑病，　　etc	×
発赤・腫脹，硬化性脂肪織炎	深部静脈血栓症（DVT）（片側，時に両側）	○
	血栓性静脈炎（片側，時に両側）	○
	壊死性筋膜炎（片側）	○
	コンパートメント症候群（片側）	○
	結節性紅斑（片側～両側）	○
	Bazain 硬結性紅斑（片側～両側）	×
	サルコイドーシス（両側）	×
	その他下腿浮腫・腫脹をきたす疾患*	
潰瘍	静脈性潰瘍（片～両側）	○
	動脈性潰瘍（片～両側）	○
	（微小）動静脈瘻　（片側）	○
	膠原病（強皮症，関節リウマチ etc）・血管炎　（両側）	○
	外傷性（片側）	○
	感染症（片側）	×
	リンパ腫（片側）	×
	皮膚悪性腫瘍（片側）	×
*下腿浮腫・腫脹	静脈うっ滞 （DVT，CVD，上・下腿静脈症候群，Budd-Chiari 症候群） リンパ浮腫（一次性，二次性）， 廃用性浮腫，Baker 嚢腫・破裂， 蜂窩織炎，コンパートメント症候群， 低蛋白血症，内分泌異常，うっ血性心不全， 薬剤性，強皮症，骨盤腔内腫瘍，手術既往　　etc	

動脈硬化，高血圧，糖尿病など様々な基礎疾を有し，鑑別すべき疾患には特に細心な注意が必要である．既往歴，治療中の疾患と薬剤内服状況，生活環境，身体的活動状況など，QOL を含む全般を把握することが正確な診断と適切な治療への第一歩となる．

　日常診療で患者はうっ滞性皮膚炎，硬化性脂肪織炎，潰瘍のいずれの状態でも受診しうる．初診時症状による鑑別すべき疾患を表2に示した．

5) 慢性静脈不全がもたらす影響

A. 真皮～皮下組織

　慢性静脈うっ滞による持続的静脈高血圧で血管透過性は亢進し，赤血球の血管外漏出による出血とヘモシデリンの沈着が生じる．微小血管系は障害され，組織代謝障害と慢性炎症が生じる．漏出した血漿蛋白で間質浮腫が生じ，線維化と脂肪の硬化性変化へと進行する．

B. 表皮

真皮での炎症は表皮の機能不全（バリア不全，落屑，表皮の過剰増殖など）も誘導する．そのため皮膚は様々な外的刺激をより受けやすくなる．実際 CVI 患者では皮脂欠乏がしばしば見られ，瘙痒を伴う．重症 CVI 患者では掻破により容易に潰瘍を形成し，易刺激性となる．CVI 患者の瘙痒感は繰り返す静脈うっ滞と真皮から放出される炎症性サイトカインによる可能性が指摘されている．こまめな保湿，洗い過ぎないなどの生活指導が重要である．

C. 細胞と炎症性メディエーター

低血流速度は内皮細胞での ICAM-1 と VCAM-1，ならびに好中球での selectin 発現を増強し，好中球とマクロファージを活性化する．進行性 CVI 患者の病理組織では白血球，T 細胞とマクロファージが増加し，特に好中球は健常人の約 40 倍観察される．

6) その他の増悪因子 (表1)

A. 局所的要因

a) 接触感作（contact sensitization）

乾燥と瘙痒は本症が顕在化する前から生じ，患者は多種類の外用薬を使用していることが多い．実際 CVI 患者の潰瘍は多種類の外用薬（抗生剤，消毒剤，ステロイド外用薬，被覆材など）による皮膚炎が生じやすく，治療に難渋することが多い．静脈潰瘍患者の 58～86％が局所外用薬成分に対する contact sensitization が見られることから，難治性下腿潰瘍患者では常に外用薬による接触性またはアレルギー性接触皮膚炎を鑑別するべく，パッチテストを積極的に実施する．

b) 創部滲出液

潰瘍からの滲出液は周辺の皮膚を浸軟させるだけでなく，刺激性皮膚炎を惹起し，炎症も増幅させるため，処置時の工夫が重要である．

B. 基礎疾患による要因

a) Martorell 潰瘍

小動脈虚血と閉塞によるに難治性潰瘍である．安静時・患肢挙上で疼痛が増強することが特徴で，静脈性潰瘍との鑑別点となる．高血圧，肥満などが原因とされ，原発性アルドステロン症の合併例もある．

b) 微小動静脈瘻

動静脈瘻と区別して近年提唱された疾患概念である．原因は不明で統一された定義はない．0.1～2.0 mm 程度の微小動静脈瘤で，結紮療術で改善する症例もある．下肢静脈エコーでは 2.7％と頻度は低いが，圧迫療法のみでは改善しない下腿潰瘍で鑑別に注意する．

7) 治療 (図4)

解剖学的特徴と分類を参考に皮膚症状の改善と静脈不全の改善を目指す．

第Ⅲ章　高齢者の皮膚疾患診療のコツを学ぶ

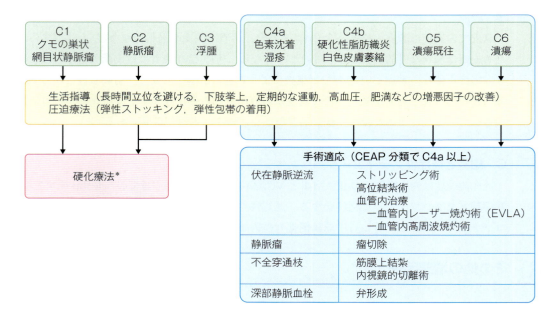

図4　下肢静脈瘤の治療法とその適応
　うっ滞性皮膚炎の症状は臨床分類のC4a〜C6に該当する．
　C4bの硬化性脂肪織炎の治療では基礎疾患がなければ，ステロイド0.5mg/日内服1週間後漸減中止することで浮腫と硬結は速やかに消褪し，再燃頻度を減らすのに有用である．漫然と使用することは避けるべきである．
（松尾　汎：むくみの診かた，文光堂，p.52，2010を参考に作成）

①うっ滞性皮膚炎：保湿，ステロイド外用，弾性ストッキング着用．
②硬化性脂肪織炎：健康で基礎疾患のない初回急性発症例では，ステロイド短期内服（0.5mg/kg/日を2〜3週間で漸減中止）によって，局所硬結の著明改善，症状の遷延による線維化と再燃を防ぐ効果がある．ただし，ステロイド内服の長期化は避けるべきである．
③潰瘍：生活指導，弾性ストッキング，血流改善薬，外用薬の工夫，CEAP分類C4a以上は手術適応となる．
④弾性ストッキングの適切使用の目安はDVT予防は20mmHgの弱圧，下肢静脈瘤のみは30mmHgの中圧，DVT後遺症・リンパ浮腫は40mmHgの強圧，ABI＜80mmHgの場合は強い圧迫療法は推奨されない．

文献
1) 伊藤孝明ほか：下腿潰瘍・下肢静脈瘤診療ガイドライン．日皮会誌 **127**: 2239-2259, 2017
2) Fritsch PO, Reider N: Statis dermatitis. Dermatology, 2nd Ed, Bolognia, p.201-202, 2008
3) 広川雅之：下肢静脈瘤の病態生理と治療法．Medical Technology **41**: 846-853, 2013
4) Graves JW et al: Martorell's hypertensive leg ulcer: case report and concise review of the literature. J Hum Hypertens **15**: 279-283, 2001
5) 出月健夫：下腿微小静脈瘤．臨皮 **68** (5): 27-31, 2014

11 高齢者の血管腫に気をつける

11 高齢者の血管腫に気をつける

神人正寿

ここが大事！

■ 陰嚢被角血管腫は，通常放置してよいと説明することが多いが，まれに易出血性が問題になるというピットフォールがある．

■ 静脈湖の治療の際のコツは，局所麻酔下での切除のほか，電気凝固およびレーザーなどの治療も考慮してよいことである．

■ 「老人性血管腫」という病名に反して必ずしも高齢者の皮膚のみに生じるとは限らず，病名を告げると，若いときからあったと患者から反論されることがある．

1) 血管腫についての最近の考え方

　皮膚には様々な血管病変やリンパ管病変が出現しうる．欧米・本邦とも習慣的にその多くが腫瘍というイメージをもって「血管腫」，「リンパ管腫」あるいは「hemangioma」・「angioma」・「lymphoangioma」と呼ばれてきた．しかし，たとえば「単純性血管腫」や「海綿状血管腫」を例にとると，腫瘍のような病名であっても，実際はそれぞれ毛細血管や静脈の異常拡張であり狭義の（自立性の細胞増殖である）腫瘍とは性格が異なる．真の「腫瘍」であれば増大あるいは消褪する可能性があるのに対し，単純性血管腫や海綿状血管腫は成長に比例した増大を示しつつ生涯存続するので実臨床では区別する必要がある．

　そのような疾患概念を整理する必要があった状況のなか，国際分類である International Society for the Study of Vascular Anomalies（ISSVA）分類が欧米を中心に広く知られるようになり，脈管病変は「脈管性腫瘍」と「脈管奇形」の2つに区別して考えられるようになった（表1）[1]．すなわち，内皮細胞の増殖性変化を有する場合を脈管性腫瘍，そして内皮細胞の増殖を認めず脈管の構造異常を主体とする場合を脈管奇形と称する．脈管性腫瘍は，乳児血管腫・先天性血管腫・tufted angioma（Nakagawa）などの良性型，Kaposi 肉腫や Kaposi 肉腫様血管内皮腫などの中間型，そして血管肉腫などの悪性型に分類される．一方，脈管奇形は，単純型・混合型・関連症候群などに分類されており，単純型は毛細血管奇形，静脈奇形，動静脈奇形，あるいはリンパ管奇形にさらに細分される．つまり，皮膚科的な臨床像や病理所見よりも異常をきたした脈管の種類を重視した呼称であるといえる．さらに混合型ではこれらが同一病変に混在しており，あるいは関連症候群型では単純型脈管奇形と脈管病変以外の異常を合併する症候群（Klippel-Trenaunay 症候群や Sturge-Weber 症候群など）を呈する．

　本邦でも他科では単純でわかりやすい世界共通の病名を用いている ISSVA 分類に準拠した診療が広まりを見せているのに対し，皮膚科では前述の単純性血管腫や海綿状血管腫のような直感的でわかりやすい昔からの病名が使い続けられているなか，最近はかなり ISSVA 分類の考え方が浸透してきているように思われる．非専門家にとっての ISSVA 分類のメリットとして，毛

III 診療のコツを学ぶ

115

第Ⅲ章　高齢者の皮膚疾患診療のコツを学ぶ

表1　ISSVA分類

脈管系腫瘍
良性型
乳児血管腫
先天性血管腫
急速退縮型
非退縮型
部分退縮型
房状細胞腫
紡錘型細胞血管腫
類上皮型血管腫
毛細血管拡張性肉芽腫
その他
局所浸潤・境界型
Kaposi 肉腫様血管内皮腫
網状血管内皮腫
乳頭状リンパ管内血管内皮腫
複合型血管内皮腫
多形血管内皮腫
Kaposi 肉腫
その他
悪性型
血管肉腫
類上皮型血管内皮腫
その他
脈管奇形
単純型
<Slow-flow>
・毛細血管奇形
・静脈奇形
・リンパ管奇形
<Fast-flow>
・動静脈奇形

細血管奇形＝単純性血管腫，さらには静脈奇形＝海綿状血管腫などの呼び方から脈管病変＝すべて血管腫と十把一絡げにされることなく，個々の病変に対する対応を整理しやすいというものがある．一方，ISSVA分類には後述のような問題点も指摘されており，今後皮膚科医による提言が必要である．

2) 高齢者の血管病変

　一方，高齢者に生じる血管病変としては，老人性血管腫，被角血管腫，静脈湖，そして血管肉腫などが知られている．そのうちISSVA分類で言及されているのは被角血管腫と血管肉腫のみであるが，他の病変についても上記のISSVA分類の考え方は応用できる．本項では血管肉腫を除いた良性の3病変について詳述する．

3) 陰嚢被角血管腫

　被角血管腫は，疣贅状の表皮変化を有する特徴的な血管病変で（図1），病理組織学的には時に痂皮を伴う表皮肥厚・過角化と真皮上層の毛細血管の拡張を本態とする（図2）．原因はわかっておらず，真皮上層の血管あるいはリンパ管の拡張を基礎として，外的刺激や低酸素状態により過角化が二次的に続発する機序などが推測されている．

　そのため脈管奇形に近いのではないかと思われるが，ISSVA分類では現時点では「分類不能な脈管異常」に属している．臨床的には単発型，Mibelli型，母斑様限局型，びまん型，そして陰嚢型の5型に分類され，陰嚢型は主に50歳以上の中高年の男性の陰嚢に多発する．頻度の高い病変で，整容面以外に問題になるケースは少ないが，治療を必要とする場合は外科的切除のほか，レーザー治療や液体窒素療法も試みられることがある．

　ピットフォールとして，以下のものがあげられる．
- 「陰嚢型」という病型であるが，女性の外陰部にも同様の病変が生じ，angiokeratoma of vulvaと称される．
- 通常放置してよいと説明することが多いが，まれに易出血性が問題になる（図3）．
- Fabry病などライソゾーム病で出現するびまん型の被角血管腫は多くは体幹を中心に出現

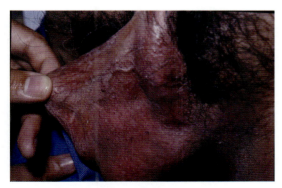

図1　陰嚢被角血管腫の臨床像

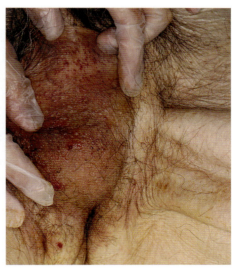

図3　出血をきたした陰嚢被角血管腫

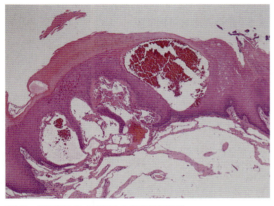

図2　陰嚢被角血管腫の病理組織像

するが，陰部にも出現することがあるため，念のため体幹の病変，尿蛋白や角膜病変の有無に留意する．

4) 静脈湖

　日常診療でよく遭遇する病変で，露光部，特に高齢者の口唇，時には耳介や頸部などに出現する1cm程度までの軟らかい暗青色〜紫色の結節である（図4）．通常無症状であるが，疼痛や違和感などを訴えることはある．病理組織学的には1〜数個の静脈の拡張が主体となる（図5）．病因として，紫外線による血管壁の膠原線維および弾性線維の損傷を背景とした血管の拡張，あるいはリンパ管の関与やさらには血栓による影響が考慮されている．紫外線の影響は，本病変が上口唇よりも下口唇に多いことからも伺える．以上のように基本的には静脈奇形のような像を呈するが，ISSVA分類ではいまだ言及されていない．

　本病変も放置してよいが，整容面で問題になったり，時に出血を繰り返すことがある．そのような場合の治療のコツとして，局所麻酔下での切除の際には，口唇の皺に沿っての縫合（口唇に対して垂直）を基本とする．また，電気凝固およびレーザーなどの治療も考慮してよい．レーザーとして可変式ロングパルスダイレーザー，ロングパルスNd:YAGレーザー，あるいは炭酸ガスレーザーの有効性が報告されており，特に小さい病変では切除よりもレーザー治療のほうが瘢痕が目立ちにくい可能性がある．

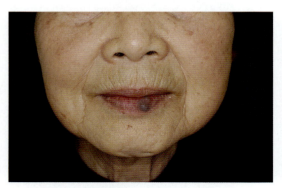

図4　静脈湖の臨床像

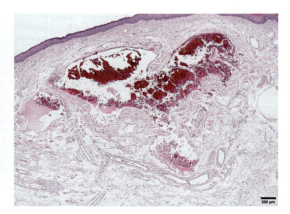

図5　静脈湖の病理組織像

5) 老人性血管腫

　1872年にDe MorganがCampbell de Morgan Spotsとして最初に報告した．本邦では老人性血管腫，欧米ではcherry angiomaあるいはcherry hemangioma，senile angioma，senile hemangiomaなどと称される．

　臨床所見として，典型的には光沢のある鮮紅色〜ルビー色のドーム状の丘疹として生じる（図6）．体幹を中心に多発することがあるが（図7），大きさはおおよそ1cmまでにとどまる．通

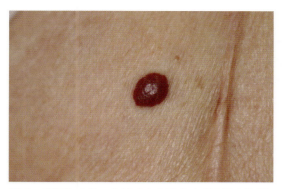

図6 鮮紅色のドーム状丘疹を呈する老人性血管腫

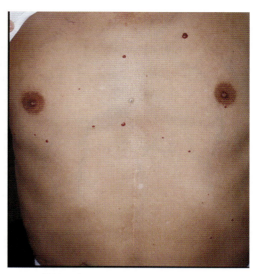

図7 体幹に多発する老人性血管腫

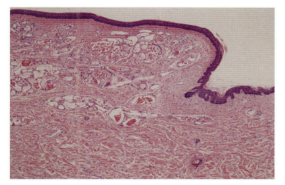

図8 老人性血管腫の病理組織像

常自覚症状はないが，まれに出血を繰り返すなどの訴えがある．老人性の皮膚血管病変のなかでは最も高頻度のもののひとつである．治療としてはほかの血管病変同様，切除やレーザーが行われている．

ピットフォールをあげるとすると，

・「老人性血管腫」という病名に反して必ずしも高齢者の皮膚のみに生じるとは限らず，病名を告げると若いときからあったと患者から反論されることがある．実際，20歳代や妊娠中から小さい病変が見られることがあり，皮膚老化以外の発生機序が考えられているため，病名については議論がある．

・老人性血管腫は反応性の病変と考えられており，狭義の「腫瘍」とは異なる．近年，血管内悪性リンパ腫の腫瘍細胞を検出し診断しやすいという理由で老人性血管腫を生検することが多くなったが，病理組織学的には小血管の増生を特徴としており（図8），上記のようなISSVA分類における脈管系腫瘍あるいは脈管奇形の両者とも異なる病態である可能性がある．ISSVA分類にはこのような分類不能のいくつか病変が存在する．われわれは老人性血管腫の発生初期には内皮細胞の増殖が見られ脈管系腫瘍に分類される可能性を以前示しているが[2]，今後病変形成のメカニズムの解明が必要である．

・老人性血管腫様を呈した多発性骨髄腫の皮膚転移の報告もあるので注意が必要である[3]．

第Ⅲ章　高齢者の皮膚疾患診療のコツを学ぶ

文献

1) ISSVA Classification　　http://www.issva.org/classification（2019年5月9日閲覧）
2) Nakashima T et al: Down-regulation of mir-424 contributes to the abnormal angiogenesis via MEK1 and cyclin E1 in senile hemangioma: its implications to therapy. PLoS One **5**: e14334, 2010
3) Lim EH et al: Eruptive cherry hemangioma-like lesions developing in a patient with multiple myeloma. J Am Acad Dermatol **68**: e137-e138, 2013

第IV章
高齢者皮膚病変のケアを究める

第Ⅳ章 高齢者皮膚病変のケアを究める

1 乾燥肌に基づく湿疹のケア

石黒和守

ここが大事！

- 皮脂欠乏性湿疹に潜む高齢者アトピー性皮膚炎に注意する．
- 皮脂欠乏性湿疹に潜む中間型疥癬に注意する．

1) アトピー性皮膚炎（AD）の自然経過とスキンケア

A．病態

　筆者自身 AD と付き合って 50 年以上になる．アウトグロー型，思春期再発型，思春期初発型，非アウトグロー型の 4 型に分けると，筆者は非アウトグロー型に当てはまる．最近，皮脂欠乏性湿疹が悪化しており AD では皮脂欠乏性湿疹が健常人より早期に発症するのかもしれない．一見，下肢に皮脂欠乏性湿疹に見える臨床像でも，筆者のように AD の非アウトグロー型や，老人発症型の AD が潜んでいる可能性を考え，幼少時からの詳細な問診と AD の特徴的な皮疹が他にないか眼囲の皮疹や手掌に palmoplantar hyperlinearity と呼ばれている皺の増加がないか手相を観察する（図 1）．私の血液サンプルを名古屋大学の秋山教授に日本人に変異が明らかになっているフィラグリン遺伝子について検索していただいた結果，1 ヵ所にヘテロで変異が見つけられた．幼少時からバリア機能に重要なフィラグリンが半量しかないために，種々のアレルゲンに曝露され経皮感作が成立し IgE が異常高値を認めるようになったものと推察できる．フィラグリンは今のところ一部の施設でしか測定できないので，臨床的には前述のように手相を診てフィラグリン低下を予測する．手相を診るときに同時に爪の観察も重要である．爪が真珠のように光っていれば，痒みでかなり爪を研いでいると患者に説明する．

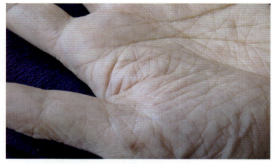

図 1　フィラグリン異常の臨床的予測法
　母指球の小皺が多く明瞭である（筆者の手掌）．

1　乾燥肌に基づく湿疹のケア

B．ケアとピットフォール

　冬は温度が低く，湿度も低いので，皮膚は乾燥しやすく保湿が重要である．AD では汗をかきにくくなっており，乾燥しやすいので特にスキンケアが重要である．皮表の保湿をするものとして保険収載のあるヘパリン類似物質と尿素製剤がある．尿素製剤は安価なため OTC 製剤にはかなり含まれているが刺激感があり注意が必要である．皮表の保護を目的にしたものとして白色ワセリン，亜鉛華軟膏，アズノール軟膏などがあるが，白色ワセリンのなかでも不純物を取り除いたプロペト®が使用感もよく，お勧めである．実際の保湿のしかたとしては，朝はべたつかないヘパリン類似物質ローションを塗布し夜は白色ワセリンを塗布する（冬は白色ワセリンで夏はローションという使い分けも有用）．一人暮らしの高齢者で背部の塗布が困難な方にはヘパリン類似物質のスプレー剤もあり，剤形の選択も重要であり，外用のアドヒアランスが悪い場合は入浴剤も有効である．以前は温泉成分など血流がよくなり痒みが増強するものが多く，勧めていなかったが，最近はセラミド配合などの保湿力に優れた入浴剤が市販されていてお勧めである．香りのあるものなど好みにもよるが刺激感の少ない，1 回の計量がしやすいものがよいと思われる．外用薬のアドヒアランス向上の極意としては，冬は寒いため服を着てしまうと外用してくれないので，お風呂場に軟膏セットを常時置くことである．

　掻破したために滲出液が伴う場合はステロイド外用薬と亜鉛華軟膏の重層処置が有効であるが，高齢者で皮膚が菲薄化している場合，ランクの高いステロイド外用薬は用いにくいので，ランク V であるデキサメタゾン・脱脂大豆乾留タール軟膏や混合死菌浮遊液・ヒドロコルチゾン軟膏を下塗りに用いるとよい（ランク V はこの 2 剤のみである）．

　AD では眼合併症が重要である．私自身，両眼ともに白内障の手術を経験した反省を踏まえ，眼症状が発症する前に定期的な眼科受診の私案を作成した（表 1）．皮疹から AD が疑われた場合には積極的に眼科と連携が必要と考える．

表 1　AD 患者の眼科受診（私案）

1）ステロイド剤使用がなく，顔面（眼周囲）の皮膚病変のない患者
　　　→定期的な眼科受診の必要はなし
2）ステロイド剤軟膏使用中，またはステロイド内服を不定期に使用の患者
　　　→症状がなくても 1 年に 1 回は眼科受診（白内障，緑内障のチェック）
3）顔面（眼周囲）の皮膚病変のある方
　　　→症状がなくても 1 年に 2 回は眼科受診（白内障，網膜剝離のチェック）
4）急激な視力低下，飛蚊症の発症時
　　　→すぐに眼科受診（白内障，網膜剝離のチェック）

（著者作成）

2）高齢者はおむつ部位と耳介後部に要注意（中間型疥癬が潜んでいる場合がある）

　高齢者は皮膚のバリア機能が低下しているため，様々な接触皮膚炎を生じやすい．特におむつ部位は要注意である．おむつ皮膚炎にカンジダ症を合併していることが介護施設では特によく見られる．本来なら抗真菌薬を処方し，かぶれたらステロイド外用薬を処方すべきであるが，次の往診まで 1 ヵ月以上間隔が空くため，苦肉の策として，抗真菌薬とステロイド外用薬を混

IV
ケアを究める

第IV章　高齢者皮膚病変のケアを究める

合したものを処方し，次回の往診時には軽快していた症例を多く経験してきた．場合によって，抗真菌薬とステロイド外用薬の上から亜鉛華軟膏を重層し3重塗りすると難治の場合でも軽快することがあるので，一度試していただければ幸いである．

　介護施設を往診していると角化型疥癬が存在しないにもかかわらずアウトブレークする経験から介護施設では通常型疥癬と角化型疥癬の中間型である老人施設型疥癬が発生しやすいことを提唱した[1]．

　疥癬は温度10℃，湿度97%で最も生存するというデータがあり，疥癬には好きな温度が存在し，湿度は高いほうが疥癬に好まれる[2]．最近の介護施設では空調設備が完備されており，疥癬が好む適温度，高湿度が保たれている．免疫力が低下した高齢者が寝たきりで，疥癬を排除しにくい状態のため，通常型疥癬から角化型疥癬の前段階である中間型疥癬に移行しやすいものと考えている．特におむつをしている場合は高湿度が保たれていて外陰部は要注意である．中間型疥癬では典型的皮疹がない場合もあり，疥癬トンネルが見つからなくても耳後部に鱗屑を見つけたら，中間型疥癬の特徴は顔面にも皮疹があることと考えているので必ず鏡検することが重要である．疥癬が疑われなくても，介護施設でアウトブレークしていてステロイド外用薬を用いたくない場合は非ステロイド外用薬であるデルマクリン軟膏が有用である．デイサービスを利用している高齢者を診療する際は常に疥癬を念頭に置くことが肝要と思われる．

文献

1)　石黒和守：皮膚科医のための臨床トピックス―老人施設型疥癬―通常型から角化型に至る中間型疥癬の提唱．臨皮 **72** (5): 162-164, 2018

2)　Arlian LG, Morgan MS: A review of Sarcoptes scabiei: past, present and future. Parasit Vectors **10** (1): 297, 2017

2 　皮膚瘙痒症のケア

佐藤貴浩

ここが大事！

- 明らかな皮膚病変がないのに痒みを訴える疾患である.
- 汎発性と限局性に分類される.
- 高齢者ではドライスキンによるものが多い. ただし, 各種基礎疾患や薬剤によるものも見逃せない.
- 原因にかかわらず, まずは基本的スキンケアから行う.
- ドライスキンのあるものは乾燥対策と保湿剤外用をしっかりと行う.
- 抗ヒスタミン薬内服では鎮静作用に注意する.
- 独特な強い痒みを訴えるものは積極的に原因検索を行う.
- 腎透析患者や慢性肝疾患患者ではナルフラフィン塩酸塩を内服させる.
- 各種の鎮痒性外用薬や紫外線療法なども試みる.

1) 皮膚瘙痒症とは

　皮膚瘙痒症とは痒みを起こすような明らかな皮膚病変が認められないにもかかわらず痒みを生じる疾患である. ただし乾皮症はあってもよい. 欧州では6週間以上続くものを chronic pruritus と定義している[1]. これには皮膚に炎症性病変のあるものや痒疹病変のあるものなども含まれており, この点において本邦とは扱いが異なっている.

　皮膚瘙痒症は汎発性皮膚瘙痒症と限局性皮膚瘙痒症に分けられる[2]. 汎発性皮膚瘙痒症とはほぼ全身に痒みを生じるものである. しかし必ずしも常に全身くまなく痒がるということではなく, ある程度広い範囲に及び, 特定の部位に限局せずに痒みを生じるものをさす. それに対して, 限られた部位に固定して痒みを訴えるものが限局性皮膚瘙痒症である. 肛囲や陰部瘙痒症, 頭部のみの瘙痒症, また帯状疱疹後に神経支配領域に一致して痒みを訴えることもある.

2) 皮膚瘙痒症の原因と病態

　汎発性皮膚瘙痒症において最もよく見られるのは加齢やそれに伴うドライスキンが誘因と思われるものである. 一方, 各種の基礎疾患に起因するや薬剤によるものもある (表1).

　これらの疾患で生じる痒みの機序は不明なものが多い. 抗ヒスタミン薬 (H_1 受容体拮抗薬) の有効例が限られていることからすると, H_4 受容体またはヒスタミン以外の起痒物質 (TSLP, サブスタンス P, トリプターゼ, セロトニンなど) が関与していると推測される. 加齢によるドライスキンでの痒みは表皮内への神経伸長が要因と考えられていきたが, 最近になって加齢または乾燥による皮膚メルケル細胞の減少が原因になっている可能性を示唆する報告がなされた[3].

第Ⅳ章　高齢者皮膚病変のケアを究める

表1　皮膚瘙痒症の分類と主な要因

汎発性皮膚瘙痒症：ほぼ全身に痒みを生じるもの
主な要因：加齢 　　　　乾皮症 　　　　腎機能障害・透析 　　　　肝機能障害 　　　　内分泌・代謝障害（糖尿病・甲状腺機能異常など） 　　　　血液疾患（ホジキンリンパ腫，真性多血症など） 　　　　その他の悪性腫瘍 　　　　薬剤性 　　　　神経疾患（多発性硬化症など） 　　　　精神・心因性疾患 　　　　妊娠 　　　　特発性
限局性皮膚瘙痒症：体表面の限られた部位に痒みを生じるもの
肛囲・陰部瘙痒症，頭部瘙痒症など 　特殊型：notalgia paresthetica，brachioradial pruritus

また血液透析患者や慢性肝疾患患者ではオピオイド受容体を介した中枢性の痒みがかかわっている．さらに胆汁うっ滞に伴う痒みにおいてはLPA（lysophosphatidic acid）の関与を示唆するデータも見られる[4]．

3) 一般的な対応と対策

　痒みの原因がいずれであっても，一般的なスキンケアに相当することは指導しておく必要がある．すなわち入浴時の熱い湯や強めにシャワーを浴びること，泡立てを怠った洗浄剤，不十分なすすぎ，表面がざらついたタオルでこすることや長年の習慣ないし趣味になっている乾布摩擦やアカスリ，毛羽立った肌触りの衣類，長い爪などは避けていただく．これらのほかに欧州ガイドライン[1]では，スパイシーな食べ物や過度のアルコールを避ける，入浴時間を20分以内にする，通気性のよい衣類を着る，紅茶によるウェットラップなども記載されている．

4) 高齢者治療特有のケアとピットフォール

　高齢者では多種類の薬剤を内服していることはまれではない．また上述した各種の疾患が潜在している可能性も低くはない．したがって誘因や原因の検索が優先されるべきことは確かであるが，かといって痒みを訴えて受診するすべての患者に精査を行っていくのも現実的でない．
　皮膚の乾燥によることが明らかか，またはそれが推定される場合は保湿剤の外用を励行いただく．加齢によるものでは下腿伸側の乾燥と痒みからはじまることも経験される．"肌がカサついて痒い"と本人が訴えることもある．また腎不全や糖尿病などのあることがすでにわかっていればドライスキンを伴っていることがまれでないため，皮膚の保湿を行っておく価値はある．高齢者に限らないが保湿剤がしっかりと塗れているかどうかは重要である．処方して安心してしまいがちであるが，受診時の皮膚の潤いを手で触れるなどして観察したほうがよい．また，

処方した外用薬の消費量を確認するのもよい．特に手の届かない背部皮膚のケアをどうするかにはしばしば苦労する．そのうえで，全身療法として抗ヒスタミン薬の内服を行う．

痒みを強く訴えられると鎮静性の強い抗ヒスタミン薬を使いがちであるが，原則として非鎮静性または軽度鎮静性のものを用いる．末梢でのH1Rブロックによる止痒作用と中枢での覚醒抑制作用とは関連がないと考えられるためである．特に高齢者では単なる眠気だけでなくインペアードパフォーマンスに注意を払う必要があり，家族の目を借りて内服中の日常動作を観察してもらうなどといったことも時には必要であろう．透析患者含む腎機能低下者や肝障害患者においては使用可能な抗ヒスタミン薬の選択や量の調節が必要になる．

5) 難治な例への対応

加齢によるドライスキンに起因するものではスキンケア，保湿剤使用，抗ヒスタミン薬内服などでコントロール可能となることが多い．これらの治療をもってしても痒みの訴えが強い場合，または痒みの訴え方が，"皮膚の奥が痒い"，"虫がはうような"，"皮膚をはがしたいような"，"急に襲ってくるような"，"顔や頭だけが無性に痒い"，"手のひらや足のうらだけが痒い"など様々で独特な訴えをする場合は単なる加齢やドライスキンでは説明がつかず，なんらかの基礎疾患や誘因が隠れていると考えて対応したほうがよく，積極的な検索が必要になる．

また，当初は見出されなくとも治療経過のなかで後から悪性腫瘍などが見出されることもあること[5]を念頭に置きながら経過をみる．

外用薬としては保湿剤に加えて，ジフェンヒドラミン外用薬やクロタミトン外用を適宜併用してみるのもよい．院内製剤としてLメントールを配合したクロタミトン外用薬も有用である．ただし接触皮膚炎の発症には十分留意する．

カプサイシン軟膏が有効なこともある．皮膚瘙痒症の痒みにおけるステロイド外用薬の効果にはエビデンスの高いデータがなく，長期にわたる外用の副作用の観点からも推奨できない．なお，腎透析患者や慢性肝疾患患者ではナルフラフィン塩酸塩の効果をみる．

さらに次のステップの選択肢として，漢方薬の内服，ナローバンドUVBなどの紫外線療法（保険適用外）が有効なことがある．またワクシニアウイルス接種家兎炎症皮膚抽出液（注射以外は保険適用外），プレガバリン内服（保険適用外），ガバペンチン内服（保険適用外），タンドスピロン内服（保険適用外），各種SSRI，SNRI，NaSSA内服（保険適用外）などが選択肢としてあげられる．内服薬については抗ヒスタミン薬同様に眠気，鎮静作用について十分な注意を払う必要がある．

文献

1) Weisshaar E et al: European Guideline on chronic pruritus. Acta Derm Venereol **92**: 563, 2012
2) 佐藤貴浩ほか：汎発性皮膚瘙痒症診療ガイドライン．日皮会誌 **122**: 267, 2012
3) Feung J et al: Piezo2 channel-Merkel cell signaling modulates the conversion of touch to itch. Science **360**: 530, 2018
4) Beuers U et al: Pruritus in cholestasis: facts and fiction. Hepatology **60**: 399, 2014
5) Johannesdottir SA et al: Cancer incidence among patients with a hospital diagnosis of pruritus: a nationwide Danish cohort study. Br J Dermatol **171**: 839, 2014

第Ⅳ章　高齢者皮膚病変のケアを究める

3 褥瘡ケア

廣﨑邦紀

ここが大事！

■ 褥瘡ケアには予防ケアと発生後のケアがある．

■ それぞれのケアについてアルゴリズムがある．アセスメントを行い，対象者のポジショニング，クッションまたはマットレス選択，体位変換，患者教育，スキンケア，物理療法，運動療法を選択・実施するものである．

■ ピットフォールは，褥瘡と間違いやすい高齢者の皮膚病変があげられる．一見褥瘡に見える場合もしばしばある．他の疾患との鑑別には日頃からの注意深い観察を行うことが大切である．

1）病態と疫学

　褥瘡は，身体の外力に加わった外力が骨と皮膚表層の間の軟部組織の血流を低下，あるいは停止させ，一定時間持続することによって組織が不可逆的な阻血性障害に陥ることで生じる[1]．褥瘡の疫学として，有病率は，病院0.46％〜2.20％，介護保険施設0.89〜1.27％，訪問看護ステーション2.61％であった．推定発生率は，病院0.36〜1.89％，介護保険施設0.62〜0.81％，訪問看護ステーション2.08％であった（表1）．日本褥瘡学会が主体となって，褥瘡局所治療ガイドラインが2005年に刊行され，褥瘡状態評価スケールとして2008年に改定されたDESIGN-R評価スケールが現在も用いられている．日本皮膚科学会より創傷・熱傷ガイドラインが2012年に刊行され，国内の褥瘡診療の有病率，発生率の改善，予防，治療，ケアの向上に大きく寄与している．

表1　施設調査における褥瘡有病率・推定発生率（2013年）

施設区分	有病率（％）	推定発生率（％）
一般病院	1.99	1.60
一般病院*1	2.20	1.52
大学病院	1.39	1.16
精神病院	0.46	0.36
小児専門病院	1.47	1.89
介護老人福祉施設	0.89	0.62
介護老人保健施設	1.27	0.81
訪問看護ST*2	2.61	2.08

*1：療養型病床を有する一般病院．*2：訪問看護ステーション

2) 高齢者治療特有のケアとピットフォール

　褥瘡ケアのアルゴリズムには予防ケアと発生後ケアの2つがある．予防ケアのアルゴリズムは，対象者の自力体位変換能力，皮膚の脆弱性，筋萎縮，関節拘縮をアセスメントし，座位・臥位でのポジショニング，クッションまたはマットレス選択，体位変換，患者教育，スキンケア，物理療法，運動療法を選択・実施するものである．これらのケアは褥瘡発生リスクをなくす，または軽減するために重要となる．発生後ケアのアルゴリズムは，対象者のポジショニング，クッションまたはマットレス選択，体位変換，患者教育，スキンケア，物理療法，運動療法を選択・実施するものである．これらのケアは褥瘡発生要因となった因子が持続し，褥瘡の正常な創傷治癒が妨げられるのを防ぐために重要になる（図1）．

　体位変換については，基本的に2時間以内の間隔で体位変換を行うよう勧められる．なお，体圧分散マットレスを使用する場合は，4時間以内の間隔で行うことが勧められている．日本の寝たきり高齢者は，栄養状態の低下と廃用性萎縮に伴い，臀筋が乏しく骨突出が著明であることが多いのが特徴であるため，30°側臥位，90°側臥位だけではなく，対象の体型や好みに応じた側臥位を選択する．関節拘縮のある高齢者においては，クッション，ポジショニングピローを用い，可動域の状態をアセスメントして体位変換を行うとよい．褥瘡保有患者に対しては，基本的には褥瘡発生部位を下にしない体位を選択し，体位変換スケジュールを決定する．

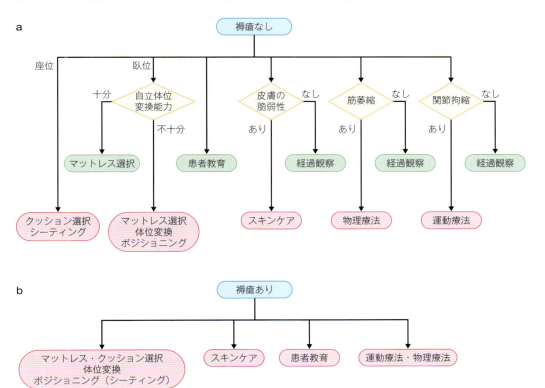

図1　褥瘡ケアのアルゴリズム

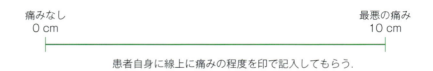

図2　主観的疼痛評価スケール

　体圧分散用具では，頭部や体幹などの重さを受けるにはクッションが広い支持面を持つ必要があり，円座は用いないよう勧められている．また，褥瘡発生率を低下させるには体圧分散マットレスの使用が勧められる．その種類は，対象者の褥瘡発生リスク，好み，ケア環境なども考慮に入れて選択する．自力体位変換できない場合には，褥瘡発生リスクは高くなり，圧切替型エアマットレスを使用することが勧められる．高齢者の場合は，自力体位変換能力や活動性などに加えて骨突出の程度などの特徴も考慮して，体圧分散マットレスを選択するが，二層式エアマットレスを使用することが勧められる．

　座位については，自分で体位変換できない高齢者は，連続座位時間を制限することが勧められる．また，脊髄損傷者に使用される体圧再分散クッションを使用することが勧められる．

　スキンケアについては，皮膚の湿潤に関するスキンケアと摩擦・ずれに関するスキンケアに分類される．前者については，尿・便失禁がある場合は，洗浄剤による洗浄後に，肛門・外陰部から周囲皮膚へ皮膚保護のためのクリーム，スプレーなどの塗布を行ってよい．褥瘡治癒促進には，弱酸性洗浄剤による洗浄を行い，周囲皮膚への皮膚保護クリームなどの塗布を行ってよい．後者については，特に高齢者の骨突出部位の褥瘡発生予防に，ポリウレタンフィルムドレッシング材，すべり機能つきドレッシング材，ポリウレタンフォーム/ソフトシリコンドレッシング材の貼付が勧められる．なお，骨突出部へのマッサージは行わないよう勧められる．

　褥瘡患者のQOLを阻害する要因のひとつに痛みがある．褥瘡患者が有する痛みには，原病による痛みや拘縮による痛み，褥瘡自体の局所の痛みがある．褥瘡患者のQOLを維持，向上するためには，褥瘡患者の痛みを知り，痛みを緩和するための治療やケアが求められる．褥瘡の痛みの評価には，主観的疼痛評価スケールを用いて評価してもよい（図2）．なお，局所の痛みの治療にあたっては，外用薬の効果はあまり期待できない．ドレッシング材も痛み自体を抑えるわけではないが，創面を適切な湿潤環境に保つことにより，痛みが緩和される．

　ピットフォールについては，褥瘡と間違いやすい高齢者の皮膚病変があげられる．仙骨部や臀部，背部に見られる皮膚病変の代表例は，①皮膚真菌感染症，②接触皮膚炎などの湿疹・皮膚炎，③帯状疱疹があり，足に見られる皮膚病変では，①糖尿病性潰瘍，②重症下肢虚血（CLI），③外果部の滑液包炎などがあげられる．

　高リスクの高齢者で，褥瘡頻度の高い部位の皮膚病変は，一見褥瘡に見える場合もしばしばあるが，他の疾患との鑑別には日頃からの注意深い観察を行うことが大切である[2]．

文献
1) 日本褥瘡学会（編）：褥瘡ガイドブック，第2版，照林社，2015
2) 松村由美：褥瘡と紛らわしい皮膚疾患．褥瘡会誌 12: 1-7, 2010

4 下肢うっ滞・下腿潰瘍のケア

影山玲子

> **ここが大事！**
> - 静脈瘤の有無などから静脈うっ滞に伴う症状であることを見極め，診断を確定する．
> - 高齢者では個人の生活スタイルに合わせた治療法の工夫が重要である．

1) 高齢者における下肢うっ滞・下腿潰瘍

　下肢のうっ滞に伴う慢性皮膚炎や潰瘍は治療に難航することも多く，特に高齢者においては，難治となることが多い．そのため，適切な治療を行うためには，正確な診断と原因の究明がまず必要となる．ここでは，高齢者の診療で遭遇する機会の多い，うっ滞性皮膚炎（図1）や静脈性下腿潰瘍（図2）に的を絞り，治療法を中心に述べていく．

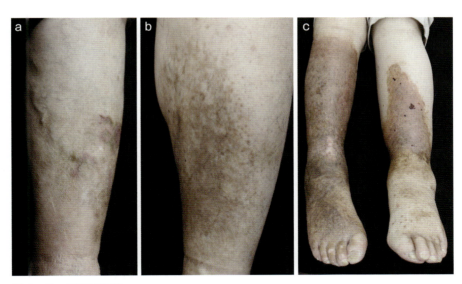

図1　うっ滞性皮膚炎

2) 病態

　うっ滞性皮膚炎および静脈性下腿潰瘍ともに下肢の静脈性循環障害に起因する病変である．
　静脈血行不全は，静脈壁の先天性脆弱性，深部静脈の狭窄・閉塞，静脈弁機能不全などが要因となり生じる．慢性静脈不全により組織にヘモジデリンが沈着する．さらに，血液還流不全により角化細胞が障害され，皮膚バリア機能障害から湿疹病変や潰瘍などが生じやすくなる．
　うっ滞性皮膚炎および静脈性下腿潰瘍は，下肢静脈瘤を伴うことが多く，下肢静脈瘤は一次

第Ⅳ章　高齢者皮膚病変のケアを究める

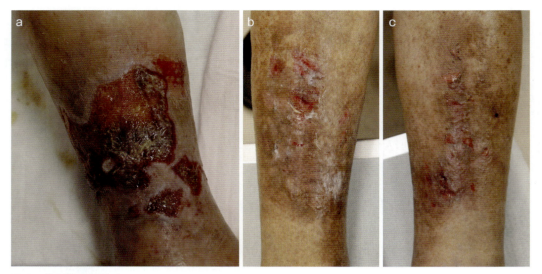

図2　静脈性下腿潰瘍

性と二次性に大別される．一次性静脈瘤は，長期の立位などで表在静脈や穿通枝に弁不全を生じたものであり，静脈そのものに原因がある．一方，二次性（続発性）静脈瘤は，下肢表在静脈そのものに原因はなく，深部静脈血栓症（deep venous thrombosis：DVT）や血栓後遺症に伴うもの（DVT後静脈瘤），血栓性静脈炎後の弁破壊，妊娠，骨盤内腫瘍などにより生じる．

3) 症状

① うっ滞性皮膚炎：下腿の下1/3に生じることが多く，湿疹病変から自家感作性皮膚炎や難治性潰瘍を併発することもある．一時性下肢静脈瘤が原因であることが多い．
② 静脈性下腿潰瘍：下腿の下1/3から足背に生じることが多く，静脈高血圧状態により生じた皮膚炎に打撲などの小外傷が加わり，潰瘍を生じることが多い．原因の多くは一次性下肢静脈瘤である．

4) 鑑別疾患

① 湿疹病変：皮脂欠乏性湿疹，貨幣状湿疹
② 感染症：真菌感染症，蜂窩織炎
③ 潰瘍を伴う場合：膠原病，壊疽性膿皮症などを鑑別する．下腿に生じる皮膚潰瘍として，膠原病に合併する血管炎や壊疽性膿皮症を鑑別する必要がある．そのため基礎疾患の有無の問診も重要となる．
④ 毛細血管内圧の上昇による心不全や腎不全などの全身性浮腫でも下腿浮腫を伴う．
　また，静脈循環障害のほか，骨盤内悪性腫瘍術後などリンパ液がうっ滞し組織間液が増加することにより生じるリンパ浮腫も下腿浮腫の原因となる．

5）検査

静脈瘤の有無，弁の機能不全，深部静脈血栓の有無を検索する．
① 下肢カラードプラエコー検査：超音波断層法で静脈や瘤の走行，穿通枝不全の有無や深部静脈の状況を精査できる．
② ドプラ聴診：超音波ドプラ聴診器を用いて血流の状態を聴く診断法．深部静脈の血流や表在静脈の逆流の有無を確認できる．
③ トレンデレンブルグ検査（Trendelenburg test）：表在静脈および穿通枝の弁機能を調べる．
④ ペルテス検査（Perthes test）：深部静脈の開存と穿通枝の弁機能をみる．
⑤ 下肢静脈造影検査，下肢造影 CT 検査，下肢 MRI 静脈撮影
⑥ ABI（ankle brachial pressure index；足関節上腕血圧比）：下肢血圧／上肢血圧により示される値であり，一般的に 0.9 以下は異常とされる．
⑦ その他：膠原病などが疑わしい場合は，血液検査によるスクリーニング，皮膚生検なども重要となる．

6）治療

① 下肢挙上：就寝時は，下腿を約 10 cm（座布団やクッションなどを下腿の下に敷いて）挙上する．長時間の歩行や立位を避けることが重要である．
② 圧迫療法（図3）：保存的治療として最も重要な治療法であり，弾性包帯や弾性ストッキングを用いる．特に高齢者は，施設などで車いすでの座位時間が多いことから，圧迫療法が適していると考えられるが，以下のような注意点もある．感染症による急性炎症，心性浮腫，急性期 DVT，動脈血行障害を伴う際には，圧迫療法は避けるべきである．また，高血

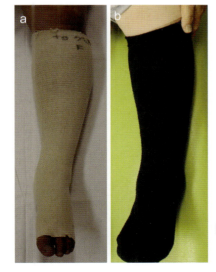

図3　圧迫療法
　a：Tg グリップ（弱圧迫．長さの調節が可能）．
　b：コアスパン（ソックスに近い感触）．

圧，糖尿病や麻痺などの感覚障害がある場合は，弱圧での加療が望ましい．弾性ストッキングにも種々の種類があるが，高齢者では自己での着脱も困難であることから，より簡易的な装着が可能な弾性ストッキングが適していると考えられる（図3）．日中，起床後から就寝前までの着用が望ましい．また，静脈性下腿潰瘍患者において，圧迫療法と運動療法の併用が有用との報告もある[3]．

③**外用療法**：湿疹病変に対しては外用ステロイド剤，潰瘍を形成した場合は，創傷被覆材などを用いることがあるが，薬剤による接触皮膚炎に留意する．

④**下肢静脈瘤手術**：ストリッピング手術，高位結紮術，硬化療法，下肢静脈瘤血管内焼灼術．

文献

1) 伊藤孝明ほか：創傷・褥瘡・熱傷ガイドライン—5：下腿潰瘍・下肢静脈瘤診療ガイドライン．日皮会誌 **127**: 2239-2259, 2017
2) 日本リンパ浮腫学会（編）：リンパ浮腫診療ガイドライン 2018 年版，金原出版，2018
3) Klonizakis M et al：Supervised exercise training as an adjunct therapy for venous leg ulcers: a randomized controlled feasibility trial. Br J Dermatol **178**: 1072-1082, 2018

5 フットケア

高山かおる

ここが大事！

- フットケアは高齢者の転倒予防に重要である．
- 皮膚爪のトラブルは下肢機能低下をもたらす．
- 足趾先端部の鶏眼，踵の亀裂に注意する．
- 肥厚爪や巻き爪にも要注意．
- セルフケア指導や靴指導が重要である．

1) フットケアの必要性の背景

　日本人の平均年齢は，男性が 81.09 年，女性が 87.26 年と近年さらに延長している．長生きは誰しもの願いであるが，当然のことながら高齢になれば様々な疾患を併発し，要支援や要介護状態となる．2017 年の厚生労働省のデータでは 65 歳以上の高齢者の約 18％が要支援・要介護状態にある．介護状態は社会の経済的負担となり，また高齢者自身にとっては不自由な時間を長く過ごすことになる．そのような介護負担を減らす目的で健康年齢を延ばすべく様々な方策がとられているが，2016 年のデータでは健康年齢と平均年齢との差は男性 8.84 年，女性 12.35 年もある．要支援にいたる理由を調査すると，半数近くがロコモティブシンドロームであり，運動器のトラブルが健康年齢を損なう大きな理由になっている．運動器疾患となると一見皮膚科領域には無関係に思えるかもしれないが，足に起こる胼胝や鶏眼，肥厚爪や陥入爪といった問題は下肢機能を低下させ，転倒リスクを増大させるという検討結果[2,3] や，高齢者の足には非常に高率に足の皮膚や爪に異常があるという報告[4] があり，足の皮膚や爪トラブルの改善は健康年齢延長のために重要である．

2) 高齢者の足の皮膚の特徴

　高齢者の皮膚には多くのトラブルがあるという調査結果の背景には高齢者特有の皮膚の状態と姿勢が大きく関係している．足底の皮膚は通常の皮膚よりも厚く硬くなるようにできており，毛包構造がなく，汗腺が発達している．高齢になることで，ターンオーバーが落ち，角質は余計に乾燥するようになる．また他の部位にない特徴として踵部皮膚の変化がある．踵は踵部脂肪体により守られているが，高齢になると脂肪が萎縮し，痛みや褥瘡のリスクとなり，その状態を脂肪褥と呼ぶ．また脈管の加齢変化に伴い，足には顕著に症状が出現する．静脈やリンパのうっ滞，動脈の狭窄や閉塞などによる皮膚炎や潰瘍なども注意すべき症状だろう．

IV ケアを究める

3) 胼胝・鶏眼

　頻発する足底に生じる皮膚症状のひとつである．胼胝や鶏眼は局所的にかかる過剰な圧力に対して角化が起きた状態である．発生する部位には特徴があり，足の変形に伴うことが多い．外反母趾，開張足，扁平足，ハンマートゥなど足趾や足の変形は年々蓄積していくため，高齢者には足の変形が高率に生じる．さらに関節が拘縮し，前傾になった姿勢で足を上げずに歩く特有の歩き方をするため，特に足趾の変形に伴ってできる鶏眼や胼胝部には過剰な圧力がかかって潰瘍化し強い痛みを伴うことがある（図1）．また足趾は互いに押され「踏まれタコ」と呼ばれる角化性病変を足趾腹側に形成する．

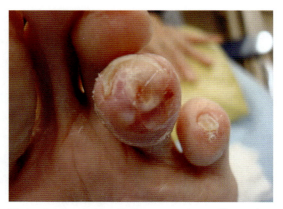

図1　84歳，女性．足趾ハンマートゥに伴って生じた鶏眼
　足趾の重なりが高度で足趾も拘縮した状態のため鶏眼下潰瘍を繰り返す．

4) 足底角化症

　足底の皮膚はターンオーバーの延長とバリア因子である汗の分泌低下，天然保湿成分の枯渇により，厚く乾燥しやすい状態に陥っている．体重がかかれば亀裂を形成する．亀裂部は末梢循環障害がある患者では，潰瘍化する場合もある．

5) 高齢者に多い足の爪疾患

A．肥厚爪

　非常に高率に起きているのは爪白癬である[5]．特に遠位側縁爪甲下爪真菌症やすべてのタイプからの進行型である全異栄養性爪真菌症は爪甲の激しい肥厚を起こし，本人・家族の爪切りを困難にしている（図2a）．また爪白癬に間違われやすい疾患として爪甲が鉤型に変形する爪甲鉤弯症がある（図2b）．鉤弯爪は外傷後爪状態に生じることが知られ，ほとんどの場合で末節骨の

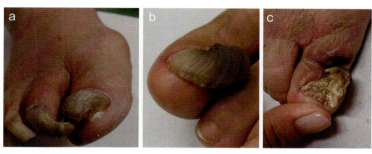

図2 高齢者に見られた爪の肥厚によるトラブル
 a：爪白癬．爪を切れずに放置されている．
 b：爪甲は数層重なって鉤型に変形している．靴や2足趾に当たり痛みを生じる．
 c：白癬は陰性の爪甲下角質増殖型の肥厚爪．近位に向かって伸び，後爪郭部の皮膚に突き刺さっている．

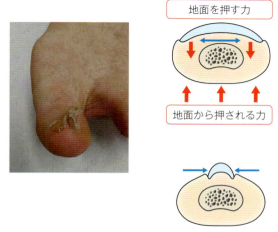

図3 トランペット（廃用）型巻き爪
　爪甲はそもそも軽度の弯曲を呈しており，地面から押される力（オレンジ↑）に応じて進展し（上青⇔），地面を押すための応力が生じる（赤↓）（右上図）．ところが，足趾が浮き上がり地面から押される力も応力も生じないと，爪甲は足趾の上方で巻き上がる（右下図）．

隆起を伴い爪甲が前に伸びることができず，生えてきてはリセットされ，基部から新しい爪が伸びてくることを繰り返している．肥厚した爪は靴に当たることや，近位に向かって伸び皮膚に食い込んでびらんを形成することで疼痛を生じ，高齢者の歩行に問題を起こす（図2c）．

B．巻き爪変形

　ホチキスの針のように角が折れ曲がる場合や，トランペットの先の形のように丸く巻くという強い変形をきたす場合がある．巻き爪のできる機序は足の変形や靴の影響により強く押される場合以外に，筋力が弱り，歩かなくなった高齢者のように足趾を踏み込まない状況が続くと弯曲が強くなると考えられている（図3）．弯曲すると爪床の皮膚を挟み込むことになり，炎症や疼痛を生じたり，弯曲して爪甲に高さが生じたぶん，靴のトゥボックスの上部に当たりやす

くなって疼痛を訴える場合もある．

6) 治療・ケアのコツ

　フットケアの基本は，角質増殖や角化の改善，爪は厚みや形をなるべく正常に近づけるように整えることである．爪は切る前に爪甲周囲にたまった余分な角質を爪用のゾンデをつかって取り除き，皮膚と爪をしっかり分けてから切るのが基本である．セルフケアも重要で，様々な指導箋を使い洗い方や爪切りの方法，保湿の必要性について指導している．靴や靴下の指導も大切であり，そのポイントを図4に示す．

　冒頭にも述べたが高齢者の足や皮膚にはトラブルが多く，本人家族が爪を切れず放置されていることが多い．この問題が要介護状態を増やしている可能性は十分にあり，介護士，看護師を巻き込んで介入していく必要がある．

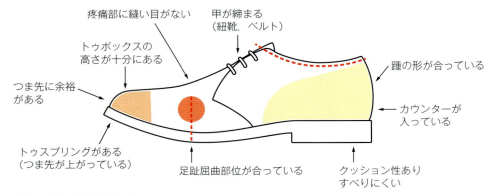

図4　靴の選択ポイント
　　筋力の少ない高齢者にはストレッチレザーや軽めの合皮や布の靴など勧めることが多い．

文献

1) 小林修三，秋野公造：フットケアが寿命を延ばす．PHPエディターズ・グループ出版，2017
2) 山下和彦ほか：高齢者の足部・足爪異常による転倒への影響．電気学会論文誌 124: 2057-2063, 2004
3) Imai A et al: Ingrown nails and pachyonychia of the great toes impair lower limb functions: improvement of limb dysfunction by medical foot care. Int J Dermatol 50: 215-220, 2011
4) 小笠原祐子ほか：高齢者のセルフケアにおけるフットケアの実態．日フットケア会誌 11 (2): 77-82, 2013
5) 小笠原弓恵：白癬の頻度と患者意識．日医真菌会誌 44: 253-260, 2003

6 爪病変のケア

糟谷 啓

ここが大事！

- 高齢者の爪病変では足爪白癬は圧倒的な頻度である．
- 必ず KOH 法により真菌検査を行う．
- 爪白癬以外で爪甲が肥厚することもある．
- 巻き爪と陥入爪は異なる．
- 陥入爪は化膿性肉芽腫と爪棘の除去が必要である．
- 爪のメラノーマを見逃さない．

1) 足爪白癬

　高齢者の爪甲病変のうち最も頻度が高いものは足爪白癬である．爪は肥厚・白濁し，爪の下には角質が増殖する．爪病変を診たら，必ず KOH 法による直接鏡検をする．厚く白濁した爪を切ったあとに近位部の爪床部の皮膚から試料を採取する（図 1，白矢尻）．硬い爪のサンプルであっても 30 分ほど KOH 液につけておけば軟らかくなる．一度，陰性であっても再診時には何度も行う．なお培養は直接鏡検に比べれば感度は低い．治療はエフィナコナゾールやルリコナゾールなどの爪外用液やイトリゾールパルス療法，ホスラブコナゾールの内服により加療する．

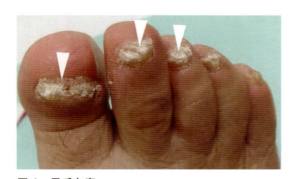

図 1　足爪白癬

2) 爪甲肥厚

　次に多いのは爪甲肥厚である（図 2a）．肥厚した爪はニッパーでも切りにくい．足浴をしたり，あらかじめ 5％サリチル酸ワセリンを塗布したりしておくことで爪は軟らかくなり，カットが容易になる．また，厚い爪は横ではなく縦にニッパーの刃先を入れることで切りやすくなる

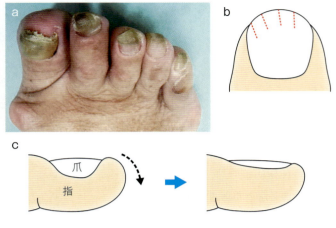

図2 爪甲肥厚

こともある（図2b）．爪甲肥厚では何度 KOH 法で鏡検しても陰性の場合がある．爪白癬以外で，爪甲肥厚を起こす原因のひとつは遠位部の爪床が隆起していることにある．この隆起を，テーピングにより下方に矯正することにより，爪甲肥厚が改善することがある（図2c）．

3) 巻き爪・陥入爪

A．陥入爪と巻き爪の違い

　陥入爪と巻き爪は異なる．巻き爪は，爪が内側に弯曲した状態をいう（図3a）．高齢者では巻き爪が多い．歩くことが少なくなった高齢者では巻き爪が多くなる．これは，足底側からの力，つまり爪を扁平にする力がかからなくなるために，爪が巻いてしまうのであると考えられる．この巻き爪に爪白癬が合併していることもある．

　一方で，陥入爪は爪甲の側部が側爪郭に刺さった状態のことであり，爪囲炎を起こし，化膿性肉芽腫（図3a，白矢尻）が形成されていることが多い．巻き爪であれば陥入爪になりやすいものの，巻き爪でなくとも陥入爪にはなりうる．陥入爪のメカニズムについては明確に記載したものはない．しかし，図3b のようなものが推測される．爪甲の側部は側爪郭と接しているため，剪断応力に晒されている．水に濡れたり，蒸れたりして水分を吸った爪は非常に脆くなる．爪が脆くなっている場合，一部が割れて，爪棘が形成され，これが側爪郭に突き刺さる．これが炎症を起こす．

B．巻き爪の矯正

　当科で行っている巻き爪の矯正法を紹介する．当科では巻き爪ロボを使用している．まず，足浴をして，爪下に溜まった角質などのゴミをゾンデにて除去する．20分ほど足浴したのちに，巻き爪ロボを巻き爪にセットする．爪の側部に爪ロボのフックを引っかけて，中央のネジを巻いて，フックを上方に持ち上げることで巻いた爪を伸ばす（図4）．伸ばしたあとは爪を乾燥さ

6 爪病変のケア

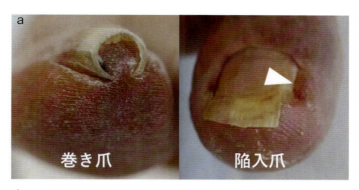

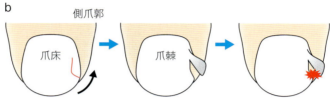

図3 陥入爪と巻き爪

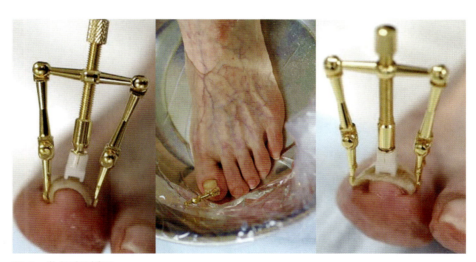

図4 巻き爪の矯正

せて爪ロボを外す．乾燥させてから外すことにより，爪が元の形に戻ることを防ぐことができる．

C. 陥入爪の治療

　陥入爪の治療では，化膿性肉芽腫を除去し，爪棘を除去する．化膿性肉芽腫の除去は，0.5％キシロカインにより麻酔をしたあとに，バイポーラーにより行っている．露わになった爪棘はニッパーにより除去する．爪囲炎がある場合にはセフェム系抗生物質を処方する．自己による消毒処置で接触皮膚炎を起こしていることもあるため注意する．

4) 爪のメラノーマ

　高齢者の爪病変で命にかかわるものは少ない．しかし，爪部にできたメラノーマには注意が必要である．下の症例では20ある爪の1本だけに黒色の爪があり，ハッチンソンサインが陽性であった（図5，白矢尻）．

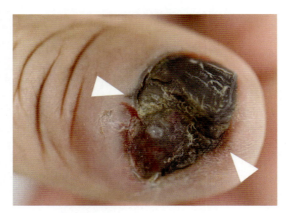

図5　爪のメラノーマ

7 鶏眼・胼胝のケア

河野通浩

ここが大事！

- 削ることで，尋常性疣贅や隠れた皮下膿瘍を見極める．
- 道具を工夫して十分に処置をすることと，除圧の指導をする．

1) 胼胝・鶏眼とは（図1）

　胼胝や鶏眼は，繰り返される機械的な刺激に対する皮膚の防御反応として，限局的に角質の肥厚を生じたものである．胼胝は扁平な角質肥厚で圧痛はほぼない．鶏眼は中央に密な角質塊からなる核を生じ，削るとこの核が明瞭に見える．これが鳥や魚の丸い「目」のように見える．歩行時痛を生じる．

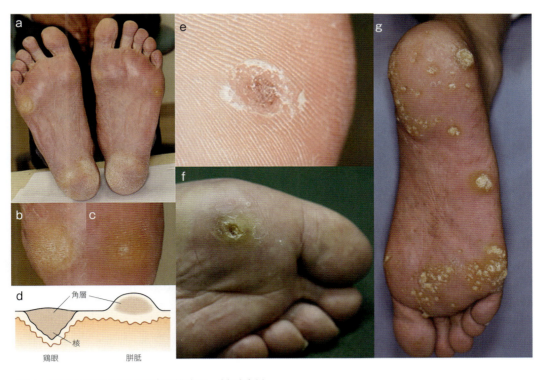

図1　鶏眼と胼胝の臨床と病理模式図，鑑別診断
　a：両小趾球部に見られる胼胝（b）と鶏眼（c）．
　d：病理模式図．
　e：尋常性疣贅．
　f：鶏眼を削ったところ，下床に直径2cmの瘻孔が見られた．
　g：点状掌蹠角化症．

2) 胼胝・鶏眼の好発部位

胼胝の好発部位は踵，手掌，指腹，足背などであるが，患者の職業や生活習慣に密接にかかわっており，「座りだこ」「ペンだこ」や乳児の指しゃぶりで発症する「吸いだこ」などの名前で患者の背景が推測できることがある．

鶏眼の好発部位は中足趾節関節直下の足底や第5趾外側，第2～4趾間に好発する．踵部は荷重が分散され，鶏眼の発症は少ない．

3) 胼胝・鶏眼の原因

胼胝・鶏眼は青少年でも起きうるが，やはり高齢者に多く見られる．加齢によって発症部位の下床の筋肉や脂肪織，真皮の減少による局所の荷重が増強するためである．老化による局所の血行不良は角層剥離低下を生じ，鶏眼では炎症を伴うと角質増殖を生じ，局所の角質肥厚を生じる（図2b, c）．また，外傷や関節リウマチなどの病気による足の変形や腰痛などでの歩行姿勢の変化に起因する足の荷重域変化も影響する．さらに不適切な靴（健康サンダルを含む）や健康志向のウォーキングなどでの機械刺激の増加も重なり，これらの複合的な原因で発症する．

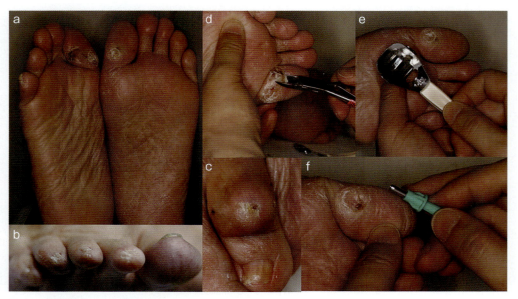

図2 鶏眼と胼胝の処置の実際
　　a～c：様々な鶏眼．趾尖（b）や趾背（c）にも見られる．
　　d～f：各種器具で処置を行う．

4) 胼胝・鶏眼の診断

　視診によるが，鶏眼と胼胝を正確に鑑別するためには肥厚した角質を削るとよい．胼胝であれば平滑な半透明の皮膚が見えるが，鶏眼では，境界明瞭で黄色から淡黄褐色の半透明の核が見られる（図1f）．

　初診時に削るもうひとつの利点としては，鶏眼の下床に膿瘍を合併している場合があり，これを発見し，早期の感染症治療ができる点がある．強い痛みを訴えるときはもちろんであるが，糖尿病が合併している場合は感覚麻痺で痛みを訴えない場合もあり，注意が必要である．

5) 鑑別診断

A. 尋常性疣贅

　疣贅では，角質を軽く削り取ると，境界明瞭で，時に組織が軟らかく浸軟していたり，出血点（黒点に見える）が見られる（図1e）．また，点状の衛星病変が主病変の周囲に見られることもある．

B. 点状掌蹠角化症

　常染色体優性遺伝を示す遺伝性角化症である（図1g）．小児期発症だけでなく，成人後に発症する例も多いため，荷重部位以外にも角化性丘疹を認める場合には注意を要する．

C. 足底嚢腫，平滑筋腫，血管腫など

　足底に上記の腫瘍が存在すると，腫瘍を覆う角層が肥厚して胼胝腫様に見えることがある．

6) 治療

　鶏眼も胼胝も病変部位の除圧によってかなり軽減するが，現実は限りがあり，再発を繰り返す．鶏眼は痛みを伴い，歩行に支障をきたすこともあるため，定期的に角質塊を取り除く鶏眼処置を行う（図2）．胼胝は痛みがなければ経過観察でもよい．

　実際の処置において，筆者は，胼胝処置ではカミソリではなく，コーンカッター（pedi，SOLINGEN社）を使用している．深く切り過ぎず出血することがない．鶏眼の核の除去や表面の厚い落屑の除去にはニッパー型爪切りが有用である．ただし，痛みが強い場合は，大きな角質塊をニッパーで処理し，入り込んだ核は3ミリや4ミリのトレパンで削る．透明な角質だけを削れば，出血せずに深く除去できる．スピール膏の併用は，貼付中にずれてしまい意図しない部位を浸軟させたり，鶏眼を削る際に角層と表皮の境界が不明瞭になり，十分に除去ができなくなることに注意する．

　除圧には靴のインソールをつくったり，市販の保護パッドが有用であるが，どの部分をどのように除圧すべきかを指導することが重要である．

8 疥癬のケア

村瀬千晶

ここが大事！

- 瘙痒を訴える高齢者を診察する際は，常に疥癬を疑う．
- 疥癬トンネルを探す際は，ダーモスコープを用いて観察する．
- 通常疥癬と角化型疥癬の感染力の違いを認識し，適切な感染拡大予防策をとる．
- 必ず手足の爪疥癬の有無を評価し，爪疥癬を認める場合は爪の治療も行う．

1）概要

　疥癬とは，ヒト皮膚の角層に寄生するヒゼンダニの感染により発症し，ヒゼンダニの虫体，糞，脱皮殻などに対するアレルギー反応による皮膚病変と瘙痒を主症状とする感染症である[1]．疥癬の潜伏期間は通常 1 ヵ月程度であるが，高齢者では 2〜3 ヵ月程度となることもあり，デイケアや短期の施設入所などの数ヵ月後に疥癬が判明することもある．確定診断には角層を剝がし取って検鏡し，疥癬の虫体や虫卵を認めることが有用であるが（図 1），検出率は 60％程度までであり，1 回の診察で虫体や虫卵が検出されなくても完全には否定できない．経験を重ねると，ダーモスコープのみで虫体の観察も可能となる．虫体も虫卵も角層内にいるので，出血するほど深く剝がし取る必要はない[2]．

　寄生虫体数は，通常疥癬の場合は成熟メスヒゼンダニが患者の半数例で 5 匹以下（健康成人の

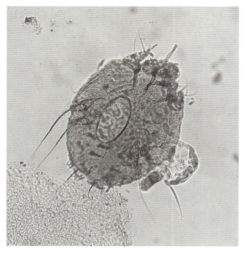

図 1　虫卵を有するメスのヒゼンダニ
　顕微鏡の接眼レンズに iPhone カメラのレンズを近づけ，ピントを合わせて撮影することで記録として残せる．

8　疥癬のケア

場合）とされるが，寄生数が多いこともある．角化型疥癬では100万～200万匹，時として500万匹以上と多く，感染力が非常に強い．角化型疥癬では瘙痒を訴えない患者も存在する．免疫力が低下していると炎症は起こりにくく，瘙痒の自覚に乏しい場合もあるが，このような患者では特に重症化が見られることがある．

2）通常疥癬

　通常疥癬の皮疹は大きく分けて3つあり，疥癬トンネル，紅色小丘疹，結節を呈する．通常疥癬で疥癬トンネルや結節を探す際は，ダーモスコープを用いて，手や手首の皺など好発部位を観察する．高齢者では，通常あまり見られない背中などにも疥癬トンネルを認めることがある．通常疥癬では，隔離，洗濯物の熱処理や部屋の殺虫剤散布は不要である[1]．治療は外用薬フェノトリン（皮疹のない部分を含め全身外用）あるいは内服薬イベルメクチンを用いる．ともに1週間隔で再投与する．

3）角化型疥癬

　角化型疥癬は，誤診すると感染が拡大するため早期診断が肝要である．灰色～黄白色で厚い角質増殖が，手・足，臀部，肘頭部，膝蓋部などに見られる．尋常性乾癬や汗疱状湿疹，乾皮症，紅皮症などと鑑別が困難な場合がある．入浴不足や清潔意識の低下として，皮膚の角化，紅皮症化，鱗屑過多，爪の肥厚などが放置されることがあるが，それらが角化型疥癬の症状であることもある．角化型疥癬では，隔離，洗濯物の処理，部屋の殺虫剤散布が必要であり，介護者は予防着，手袋を着用する．洗濯物はポリ袋に入れ，洗濯・乾燥機にかける．または，50℃で10分熱処理後洗濯する．

　治療は，早期治癒と薬剤耐性ダニ出現防止のため，外用薬フェノトリンと内服薬イベルメクチン併用を行うことが望ましい．高齢者では，通常見られない顔面，頭部，耳の後ろなどにもダニがいることがあるため，顔面や頭部にも外用薬を塗布し，皮疹のない部分も含め，皺のなかまで全身に塗布する．内服療法の際，高齢者では肝機能異常を起こすことがあるので，肝機能を評価する必要がある．治療薬の投与と同時に角質の除去を行うことが必須である．連日入浴させ（順番は最後），角化部にはサリチル酸ワセリンや尿素軟膏の密封療法を行い，柔らかくしてから角層を飛び散らせないようにお湯のなかでブラッシングして除去する．お湯のなかで角層の除去を行う際は，長いゴム手袋を着用して行うことが必要である．

4）感染対策

　疥癬は活動的なメスヒゼンダニが1匹，他の人に移ると感染が成立しうる．通常疥癬の場合，成熟メスヒゼンダニは疥癬トンネルのなかに1匹いるのみで感染力は強くないと考えられているが，角化型疥癬の場合，角層から次々に剥がれ落ちてくる鱗屑にも多数の虫体がいるため（図2），通常疥癬と比較し感染力が強く，より徹底的な感染対策が必要である．通常疥癬と角化型

IV ケアを究める

147

第Ⅳ章　高齢者皮膚病変のケアを究める

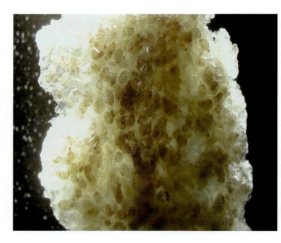

図2　角化型疥癬の痂皮
痂皮の小片に，びっしりとヒゼンダニの虫体がいる．痂皮1cmあたり800匹ほどの虫体が観察されるが，より厚い痂皮にはさらに多く虫体がいるため，体全体では数百万匹寄生していることもある．
（和田康夫先生よりご提供：文献2より転載）

疥癬を明確に区別できない症例もあり，小範囲でもヒゼンダニが検出される角化病変を認める場合は，角化型疥癬に準じた対応をすることが望ましい．

5）爪疥癬とは

　手足の爪が白濁・肥厚している患者では必ず検鏡を行う．爪白癬に爪疥癬が合併することもある．角質増殖した爪甲の数 mm^3 大の組織中に，1,200匹以上の虫体が確認されたとの報告もある[2]．爪疥癬は見落とされている場合，通常疥癬の治癒後の再発の原因や，集団感染の感染源となりうる．

　爪疥癬には内服薬イベルメクチンは無効である．外用薬フェノトリンを1週間隔で塗布し，さらに毎日サリチル酸ワセリンなどの角質溶解剤を塗布してラップなどで密封療法を行い，角質を軟化させる方法が試みられている．外用療法と並行して，爪切りや肥厚した角質層を削る検鏡で，虫体，虫卵が検出されなくなるまで処置を続ける[2]．

6）治癒判定

　治癒判定はヒゼンダニの生活環を考えて，治療終了後，1週間隔で2回連続してヒゼンダニを検出できず，疥癬トンネルなど疥癬に特徴的な皮疹の新生がない場合に治癒とする．また，潜伏期間が約1～2ヵ月間であるため，最後の観察より1ヵ月後に最終治癒判定を行う[1]．半年程度は再発などに注意する．

文献
1) 石井則久ほか：疥癬診療ガイドライン（第3版）. 日皮会誌 **125**: 2023-2048, 2015
2) 和田康夫ほか：疥癬ハンドブック, 和田康夫（編）, アトムス, p.1-114, 2016
3) 東　禹彦：皮膚疾患と爪の変化. 爪　基礎から応用まで, 第2版, 東　禹彦（編）, 金原出版, p.120-121, 2016

9 男性型脱毛症，女性型脱毛症のケア

伊藤泰介

ここが大事！

- 加齢による薄毛が重なる．
- 各種の治療効果は低下する．
- 65歳以上ではミノキシジルの使用に注意する．
- 女性の薄毛は鑑別が難しい．
- 男性型脱毛症は早期治療が大切である．

1) 男性型・女性型脱毛症の脱毛症状

　脱毛症状は思春期以降の男女に見られ，pattern hair loss（PHL）といわれるように脱毛部位は男性では前頭部から頭頂部の毛髪の成長期間が短縮し軟毛化することによって薄毛となる．脱毛パターンによるModified Norwood/Hamilton分類がある．一方，女性は男性ほど明確に脱毛症状をパターン化することができないが，Ludwig型とOlsen（クリスマスツリー）型が提唱されている．Ludwig分類では頭頂部の比較的広い範囲に薄毛が見られる（図1）．一方，Olsen型では前頭部に薄毛が見られる．どちらのタイプも薄毛部位は軟毛化し，休止期毛が増加している．ただ高齢者では加齢による薄毛症状が始まるため，症状は不明瞭になる傾向がある．

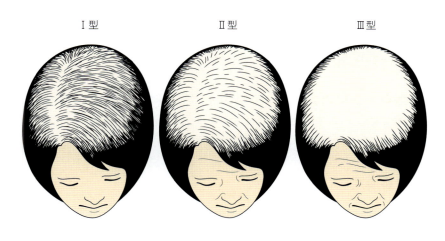

図1　Ludwig分類
（Ludwig E: Br J Dermatol 97: 247-254, 1977 より許諾を得て転載）

2) 男性型脱毛症（MPHL）の病態

　男性ホルモンとの関係では，頭頂部や前頭部の毛乳頭細胞に存在する5α還元酵素Ⅱ型によって，テストステロンがより活性の高いジヒドロテストステロン（DHT）に変換され，毛乳頭細胞に発現する男性ホルモン受容体に結合する．DHTの結合した男性ホルモン受容体は，2量体を形成して核内に入り，標的遺伝子に結合してその遺伝子の発現を調整する．発前頭部や頭頂部ではTGF-βやDickkopf1（Dkk1）などが誘導され毛母細胞の増殖が抑制され，成長期が短縮することで薄毛につながる[1,2]．近年ではプロスタグランジンD_2（PGD_2）の関与も示唆されている[3]．

3) 女性型脱毛症（FPHL）の病態

　女性型脱毛症の病態は必ずしも男性ホルモンが主体ではないと考えられる．女性における男性ホルモンの由来は，副腎，卵巣，末梢組織における変換が主である．FPHL女性における5α還元酵素の量は後頭部と比較して前頭部で増加しているが，その発現量は男性よりは低い．またFPHL患者の血中テストステロン値は健常人と比較して有意な差はない．よって男性ホルモンに対する感受性の違いとの解釈もある．5α還元酵素欠損者でもFPHLとなることから男性ホルモンとの関連性は不明である．

4) 進行したMPHLの状態

　MPHLが長期にわたることで立毛筋によるhair unitの束から逸脱し，回復困難になる可能性がある[4]．

5) 高齢女性における薄毛の鑑別

　高齢女性の薄毛の診断は難しいことが多い．特に加齢による薄毛，FPHL，慢性休止期脱毛の鑑別は明瞭ではなく，本人が深刻に悩んでいる一方で治療が困難な例が多い．また前頭部を中心として瘢痕性脱毛をきたすfrontal fibrosing alopecia（FFA）も前3者との鑑別を要する．

6) 加齢による薄毛

　毛組織は加齢により毛包が縮小し毛髪自体も細くなり，再生能力も低下する．組織学的にも萎縮と線維化が進む．毛包のミニチュア化はAGAのみならず男女ともに加齢変化でも起きる．紫外線などによるDNAダメージが毛周期に影響を与え，タイプⅩⅦコラーゲンであるCOL17A1/BP180が分解消失することで毛包幹細胞の維持ができなくなり，毛包幹細胞の老化が生じ，毛包幹細胞が上皮に分化することで毛包がミニチュア化すると考えられる．

7) 急性休止期脱毛

全頭性の休止期毛の脱毛症状で，なんらかの原因の約3ヵ月後に発生し，半年以内に改善を示す急性の症状である．きっかけとして，高熱，出産後，外傷，大量出血を伴った術後，急激な体重減少，急激な精神的ダメージなどがあげられる．頭部全体の毛髪が細くなる．またしばしば側頭部に薄毛を自覚する．

8) 慢性休止期脱毛

6ヵ月以上続く慢性的な休止期毛の脱毛症状である．主な原因として，鉄欠乏，栄養失調，亜鉛欠乏，甲状腺疾患，慢性腎不全，肝不全，末期癌，膵臓疾患，吸収障害を伴う消化管障害，全身性エリテマトーデスなどの膠原病疾患，HIV感染，薬剤性などがあげられる．特に抗うつ薬やスタチン系薬剤，アロマターゼ阻害薬などにより高プロラクチン血症をきたすことで脱毛症状が誘発される．

9) 高齢者におけるPHLに対する治療

日本皮膚科学会男性型・女性型脱毛症診療ガイドライン2017年度版における治療推奨度はMPHLとFPHLで若干異なる[6]．フィナステリドやデュタステリドは，妊婦に対する注意が必要である．ミノキシジルは65歳以上の高齢者に対しては使用前に医師または薬剤師に相談するように指示している．ミノキシジルはもともと強力な降圧薬であり，腎機能や循環器系の機能が低下しているおそれのある高齢者の使用は慎重を要する．

文献

1) Inui S et al: Androgen-inducible TGF-beta1 from balding dermal papilla cells inhibits epithelial cell growth: a clue to understand paradoxical effects of androgen on human hair growth. FASEB J **16**: 1967-1969, 2002

2) Kwack MH et al : Dickkopf 1 promotes regression of hair follicles. J Invest Dermatol **132**: 1554-1560, 2012

3) Garza LA et al: Prostaglandin D2 inhibits hair growth and is elevated in bald scalp of men with androgenetic alopecia. Sci Transl Med **4**: 126ra134, 2012

4) Sinclair R: Androgenetic alopecia. Modelling progression and regrowth. Exp Dermatol **25**: 424-425, 2016

5) Trieb RM: Diffuse hair loss. Hair Growth and Disorders, Blume-Peytavi U et al (eds), Springer, p.259-272, 2008

6) Manabe M et al: Guidelines for the diagnosis and treatment of male-pattern and female-pattern hair loss, 2017 version. J Dermatol **45**: 1031-1043, 2018

10 脂漏性角化症のケア

安田　浩

ここが大事！

- 脂漏性角化症自体は良性疾患で整容的な問題がある程度である．
- 急速に多発する場合はLeser-Trélat徴候の可能性がある．
- 鑑別が重要で日光性角化症，基底細胞癌などが鑑別疾患としてあげられる．
- 治療は経過観察，液体窒素療法，レーザー治療，外科的切除である．

1) 病態

脂漏性角化症は高齢者の頭部，顔面，体幹を中心に生じやすい良性の上皮性腫瘍[1]である．手掌，足底には生じない．多くは境界明瞭でやや隆起した褐色で表面が疣状の結節である．組織学的には上野[2]によると多彩な病理組織像で網状型，腺腫様型，充実型，鋸歯状型，混合型，Bloch型に分類されているが，基底細胞や有棘細胞の増殖が一般的に見られる．

2) 高齢者治療特有のケア

良性の上皮性腫瘍であるので積極的な治療対象にならない場合が多い．ただ表面が粗糙で隆起性であるので皮膚癌が心配になる，入浴時や洗顔時に引っかかる，ひげ剃りのときに出血しやすい，整容的に気になるなどということが受診理由となりやすい．

治療方針としては単発性で径が数ミリ程度であれば外科的切除，径が大きい場合や縫合線が目立つ場合は炭酸ガスレーザーによる治療（図1，図2）がよい適応[3]である．また多発する場

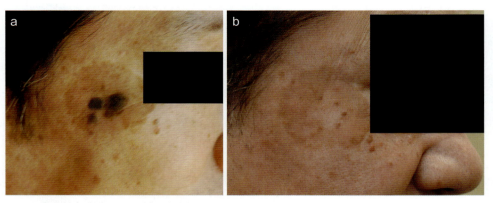

図1　脂漏性角化症のレーザー治療例
　a：術前の状態．周囲は日光性色素斑があり隆起部は炭酸ガスレーザーで，周囲の色素斑はQスイッチYAGレーザーを用いた（保険外診療）．
　b：術後2年半の状態．脂漏性角化症部分は良好に除去されているが周囲の色素斑は軽度色素が残存している．

10 脂漏性角化症のケア

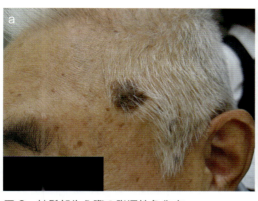
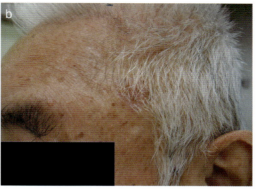

図2　被髪部生え際の脂漏性角化症
　a：術前の状態．局所麻酔下にスキャナー付き炭酸ガスレーザーで蒸散した．
　b：術後1ヵ月の状態．蒸散部も発毛し，生え際にラインが乱れずほとんど目立たない．

合は液体窒素療法もよい適応であるが色素沈着を生じることがある．高齢者ではしばしば抗凝固薬を内服しているので，内服薬の確認をして外科的切除，炭酸ガスレーザー治療の場合は術前後に中止が可能かどうか確認すべきである．特にレーザー治療では擦過創とするので易出血性かどうかを確認することは重要である．これらの薬剤が中止できない場合は液体窒素療法を選択している．

3）ピットフォール

　脂漏性角化症におけるピットフォールは他の腫瘍との鑑別である．的確な臨床診断力が重要である．鑑別としては日光性角化症，基底細胞癌（図3），有棘細胞癌，Bowen病，悪性黒色腫などであるが特に最初にあげた3疾患がより重要である．日光性角化症は脂漏性角化症よりやや赤みが強いことが多く，軽度滲出液を伴うことが多い印象がある．また基底細胞癌は結節の

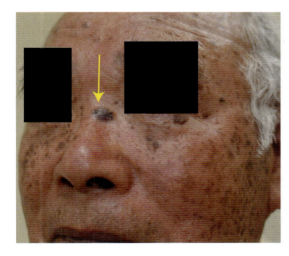

図3　多発性脂漏性角化症に紛れた基底細胞癌（矢印）
　紹介医のところへ他の皮膚疾患で受診されて紹介医がみつけた．周囲には脂漏性角化症が多発している．生検の結果，基底細胞癌であった．

153

色調がより黒く，またよく観察すると色調にムラがあることが多い．脂漏性角化症では色調が均一であることが多い．有棘細胞癌も日光性角化症と同様に赤みがやや強く，日光性角化症に比べやや隆起が強いことが多い．臨床診断で少しでも迷ったら皮膚生検を行うべきである．特にレーザー治療，液体窒素治療では腫瘍細胞が残る可能性が高いので注意が必要である．

　また短期間に多発する場合は Leser-Trélat 徴候[1,2] の可能性があるので内臓の悪性腫瘍がないかの検索を勧めるほうがよい場合があったり，すでに悪性腫瘍があったりする場合があるので確認が必要である．

文献
1) 黒川正人：脂漏性角化症．形成外科診療プラクティス，山本有平ほか（編），文光堂，p.74-75，2009
2) 上野賢一：老人性疣贅，皮膚科学（MINOR TEXTBOOK），金芳堂，p.381-384，1991
3) 安田　浩ほか：脂漏性角化症．すぐに役立つ日常診療における私の工夫，宮地良樹（編），全日本病院出版会，p.105-110，2007

11 日光角化症～早期癌病変のケア

秦　洋郎

> **ここが大事！**
> - 高齢者の露光部に存在する表面に鱗屑を付着する紅斑を見たら本症を疑う．
> - 凍結凝固療法をしても再発する場合は手術療法を検討する．

1）診断

　高齢者の露光部における日光角化症の診断は比較的容易であると思われるが，鑑別すべき疾患として角化が著明な場合は脂漏性角化症，潮紅が目立つ場合は脂漏性皮膚炎など各種の湿疹皮膚炎群があげられる．

　症例を供覧したい．図1には老人性色素斑，脂漏性角化症，日光角化症が混在している．拡大した図2でご覧いただくと鱗屑を付着するが褐色の脂漏性角化症と鱗屑を付着して潮紅の目立つ日光角化症の差異がわかりやすい．ダーモスコピーでは，病理学的な不全角化を反映した厚い鱗屑と菲薄化した表皮から透見される不規則な真皮乳頭層の血管拡張が観察できる（図3，図4）．脂漏性角化症で出現するとされる，規則的なヘアピン様血管，炎症性疾患で出現されるとされる規則的な点状血管[1]は明らかでない．

　日光角化症はときに，露光部の単発の結節性病変として出現することもあり（図5，図6），このような場合には，尋常性疣贅や有棘細胞癌との鑑別を要する．

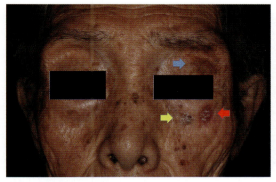

図1　臨床像
　老人性色素斑（青矢印），脂漏性角化症（黄矢印），日光角化症（赤矢印）が混在している．

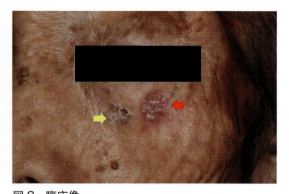

図2　臨床像
　鱗屑を付着するが褐色の脂漏性角化症（黄矢印）と鱗屑を付着して潮紅の目立つ日光角化症（赤矢印）を同じ視野に観察できる．

第Ⅳ章　高齢者皮膚病変のケアを究める

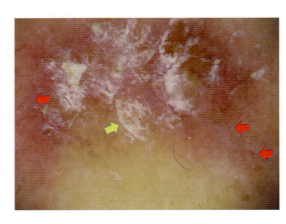

図3　ダーモスコピー
　ダーモスコピーでは，病理学的な不全角化を反映した厚い鱗屑（黄矢印）と菲薄化した表皮から透見される不規則な真皮乳頭層の血管拡張（赤矢印）が観察できる．

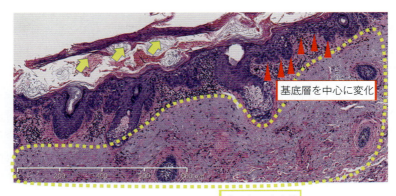

図4　日光角化症の病理所見
　真皮における著明な弾性線維の日光変性を背景に，基底層での異型細胞の増殖が認められる．これら異型細胞の増殖を反映した不全角化（黄矢印）が明らかである．

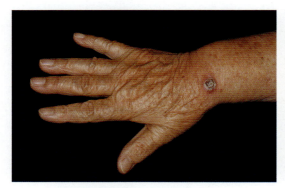

図5　右手関節部に発生した日光角化症

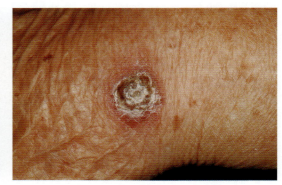

図6　右手関節部に発生した日光角化症

2）治療

　日光角化症の治療の基本は，高齢者の身体への侵襲や治療コンプライアンスも考慮して，液体窒素による凍結凝固療法が主体となる．凍結凝固療法は簡便に施行できることもあり，診断的治療を兼ねて外来で頻用されているものと思われる．日光角化症では表皮と連続する付属器内にも腫瘍細胞が進展することがあり（図7），こういった場合には，治療の影響が及ばないせいか，治療に抵抗性であるか，あるいは容易に再発する．その場合には手術療法も考慮する必要がある．

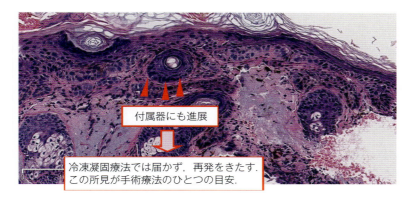

図7　病理組織像
　表皮と連続する付属器内にも腫瘍細胞が進展することがある．

文献
1) Martín JM et al: Vascular patterns in dermoscopy. Actas Dermosifiliogr **103**: 357-75, 2012

第Ⅳ章　高齢者皮膚病変のケアを究める

12 高齢者帯状疱疹のケア

白濱茂穂

ここが大事！

- 現在，帯状疱疹の発症率は増加傾向にある．
- 抗ヘルペスウイルス薬の薬理作用はウイルスの増殖抑制であり，発症早期に投与することが重要である．
- 腎臓で排泄される抗ウイルス薬を使用する場合，高齢者では腎機能が低下している可能性があるので薬剤の用量を調整する必要性がある．
- 高齢者の帯状疱疹の急性期疼痛には非ステロイド抗炎症薬ではなくアセトアミノフェンが推奨される．

1) 帯状疱疹の病態と疫学

A．病態

　帯状疱疹は水痘・帯状疱疹ウイルス（Varicella-zoster virus：VZV）によるウイルス性疾患であり，日常診療で頻繁に遭遇する疾患である．臨床症状は帯状に分布する皮膚病変と疼痛が特徴である（図1）．VZVは初感染では水痘として発症し，水痘治癒後も生涯にわたり脊髄後根神経節に潜伏感染する．その後，加齢，疲労，ストレスなどにより宿主のVZVに対する免疫力が低下した際，特定の神経節でVZVが再活性化，神経を傷害しながら末端まで順行性に移動して帯状疱疹が発症する．このため，神経支配領域に一致した片側性の皮疹の発現と神経障害による痛みを生じる．帯状疱疹は通常片側性であるが，2つ以上の神経支配領域に発症する複発性帯状疱疹や，ウイルス血症を併発し，全身に水疱が散発する水痘に類似した汎発性帯状疱疹が見

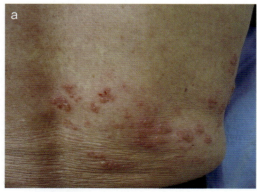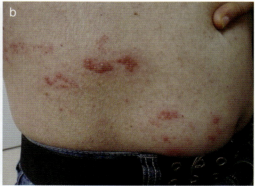

図1　典型的な臨床像
　a：右背部．
　b：右側腹部．

られることもある．

B．疫学

　帯状疱疹は高齢者に多く，本邦で実施された帯状疱疹の大規模疫学調査である宮崎スタディによると，発症数は50〜70歳代が多く，発症率は50歳以上が高くなっている[1]．しかしながら，近年，発症率は上昇傾向にある[2]（図2）．小児に対する水痘ワクチン定期接種化（2014年10月）に伴い，水痘患児との接触機会が減少したことにより，VZVに対する免疫のブースター効果が得られていないことが一因ともいわれている．将来，帯状疱疹予防ワクチンおよび上市予定のサブユニットワクチンの普及により，高齢者の帯状疱疹が減少することも予想されるが，帯状疱疹は高齢者に多い疾患であり，高齢者の生理機能を考慮した治療が必要とされる．

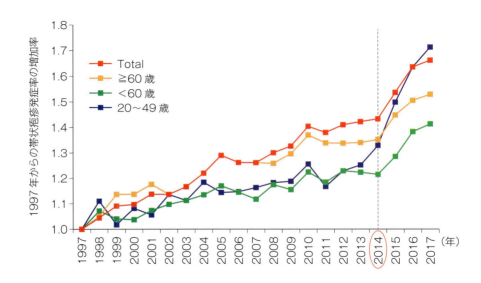

図2　Increase in HZ incidence from 1997
（Toyama N et al: J Dermatol Sci 92: 89-96, 2018 [2] を参考に作成）

2) 高齢者治療の特有のケアとピットフォール

A．抗ヘルペスウイルス薬の種類

　抗ヘルペスウイルス薬には点滴・内服・外用薬があり，免疫不全患者を除き，治療には主に内服薬を用いる．現在使用されている内服抗ヘルペスウイルス薬はファムシクロビル・バラシクロビル塩酸塩・アシクロビルがあり，これらの薬剤は腎臓から排泄される．また，2017年7月に「帯状疱疹」の適応症で製造販売承認を取得した本邦で創製されたアメナメビルがあり，肝臓で代謝され糞便中に排泄される．

B. 薬理作用

　ファムシクロビルはペンシクロビル（PCV），バラシクロビル塩酸塩はアシクロビル（ACV）のプロドラッグであり，これらは感染細胞内でウイルス由来のチミジンキナーゼにより1リン酸化され，その後，細胞内酵素により3リン酸化体まで変換される．これらはウイルスDNAポリメラーゼの基質のひとつであるデオキシグアノシン3リン酸と競合拮抗することによりウイルスDNA鎖の伸長を阻害する．つまりDNA合成阻害薬である．

　一方，アメナメビルは，ウイルスDNAの複製に必須であるヘリカーゼ・プライマーゼ複合体の酵素活性を直接阻害する．ヘリカーゼの活性を阻害することで，ウイルスDNAの開裂を抑制し，また，プライマーゼの活性を阻害することでDNA複製の起点となるRNAプライマーの合成を抑制する．

　このように，抗ヘルペスウイルス薬はウイルスの増殖を阻害する薬剤であるため，ウイルス増殖期である発症早期に投与することが重要である．

C. 投与上の注意点

　ファムシクロビル・バラシクロビル塩酸塩・アシクロビルを投与する場合，腎機能に応じた用量設定を行わないと急性腎不全などの薬剤性腎障害を起こす可能性がある．抗ヘルペスウイルス薬による急性腎不全は，尿中薬物濃度が腎尿細管での溶解度を超えたときに結晶化し（図3），その結晶が尿細管腔を閉塞することで起こると考えられている．腎機能は加齢に伴い生理的に低下するため，高齢者を治療する際には注意を要する．

　ただし，アメナメビルは主に糞中に排泄されるため腎機能による薬物動態への影響が小さく，クレアチニンクリアランスに基づく用量調節は不要である．

　アメナメビル投与における注意点としては，アメナメビルは空腹時に投与すると吸収されにくいため，必ず食後に服用するよう指導する．また，併用禁忌としてはリファンピシン（リファジン®）がある．本剤およびこの薬剤のCYP3A誘導作用により相互に代謝が促進され相互に血中濃度が低下し，本剤およびこの薬剤の作用が減弱するおそれがある．

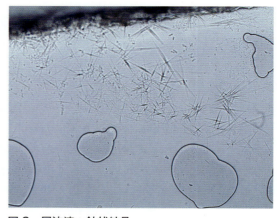

図3　尿沈渣：針状結晶

D. 急性期の痛み対策

急性期痛に対しては非ステロイド抗炎症薬（NSAIDs）やアセトアミノフェンが使用される．NSAIDs はシクロオキシゲナーゼ（COX）活性を阻害しプロスタグランジン産生を抑制することにより抗炎症作用を示す消炎・鎮痛薬である．プロスタグランジン産生抑制により腎血流量が低下するため，腎排泄性の抗ヘルペスウイルス薬と併用すると急性腎不全の懸念が高まる．そのため，特に高齢者が核酸類似体の抗ヘルペスウイルス薬と併用する場合は COX 阻害作用のないアセトアミノフェンの使用が望ましい．鎮痛効果を得られるよう，十分量投与することが大切であるが，一般的にはアセトアミノフェン 200 mg 錠であれば，1 回 600〜800 mg を 1 日 3 回〜4 回，総量 1,800〜2,400 mg 投与されることが多いように思われる．ただしアセトアミノフェンは消化性潰瘍のある患者や重篤な肝障害のある患者，アスピリン喘息またはその既往歴のある患者には使用できないので注意が必要である．

文献

1) 外山　望：地域皮膚科医コミュニティの連携が生んだ大規模帯状疱疹疫学調査報告（宮崎スタディ）75,789 例（1997 年〜2011 年）．日臨皮医誌 **29**: 799-804, 2012

2) Toyama N et al: Universal varicella vaccination increased the incidence of herpes zoster in the child-rearing generation as its short-term effect. J Dermatol Sci **92**: 89-96, 2018

第Ⅳ章　高齢者皮膚病変のケアを究める

13　おむつかぶれのケア

幸野　健

ここが大事！

- ■尿・便が最大の問題である（失禁関連皮膚炎あるいは皮膚障害）.
- ■排尿排便対策，特に下痢対策が重要である.
- ■清潔保持のため洗浄し過ぎると，かえってバリア機能を低下させ悪化させる.
- ■真菌症の鑑別が重要である.
- ■予防法と治療法を混同しない. 治療法も炎症の程度で変更する.

1) 病態

A. 概念

　おむつかぶれ，あるいは「おむつ皮膚炎 diaper dermatitis」とは，元来，乳児のおむつ装着部位に一致して生じる接触皮膚炎を指したが，現在では高齢者の陰股部における，便や尿の排泄物，おむつカバーによる刺激などで生じる刺激性接触皮膚炎様症状をも，その名称で呼ぶことが一般的になっている. 紙おむつ普及により頻度は減少しているが，下痢時や，おむつ交換の間隔があいたときなどに生じやすい. 排尿・排便との関連を重視して，失禁関連皮膚炎（あるいは皮膚障害. incontinence-associated dermatitis：IAD）ともいわれる. 頻度も多く極めて重要な疾患であるが，皮膚科の成書では記載が乏しい.

B. 症状

　おむつの当たっている場所に紅斑（淡紅色から暗紫色まで多様）や腫脹，びらんなどが見られ，時に小水疱や膿疱を混じる. 悪化すると表皮剝離から潰瘍化，まれに肉芽が見られることもある. 時に炎症はおむつの周辺にまで及ぶ.

C. 発症病理

　皮膚バリア機能低下による皮膚の脆弱化が原因である. おむつ装着により高温多湿となるが，便・尿がこの状況をさらに悪化させる. 図1 にその発症病態を示す.

　高温多湿状態の皮膚はふやけた（浸軟）状態になる. 正常皮膚表面は弱酸性（pH 4.5 前後）であるが，浸軟状態の皮膚はアルカリ性に傾く. アルカリ性に傾くとバリア機能において重要なセラミド生成が阻害されバリア機能回復が遅延する. また，浸軟状態では蛋白分解酵素活性の上昇により角質は剝離しやすくなり，さらに脆弱になる.

　発汗と皮膚の摩擦もバリア機能を低下させる（間擦疹. 特に肥満体において問題）. 尿・便はこの状況を劇的に悪化させる. 浸軟も悪化するし，皮膚 pH もさらにアルカリ性に傾くからである（pH は尿で 4.5〜7.5，便で 8.0〜8.6）. また，尿からアンモニアが発生すると，これが皮膚

162

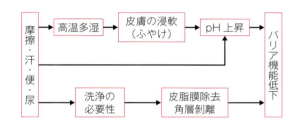

図1　高齢者のおむつかぶれの悪化メカニズム

に対し刺激になるうえ，水様便は多量の消化酵素を含有しているため，皮膚表面を強くかつ広範囲に刺激する．

　発汗だけでも，汗が分解して皮膚表面の酸性外套膜が中和され，細菌が二次的に増殖すると考えられているうえに，排泄物中には菌が含まれている．高温多湿環境は，細菌，カンジダなどの真菌にとって良好な環境であり，皮膚障害はさらに悪化する．

　上記の状態を打開すべく，頻回に，あるいは強く洗浄すると，皮脂膜が除去され，角層も剥離し，さらなる悪化が惹起されるという悪循環に陥る．

D．合併症と鑑別診断

　膿痂疹，紅色陰癬などの細菌感染，白癬やカンジダ症などの真菌症が合併することがあり注意する．亜鉛欠乏状態でも類似の症状をきたすことがある．前癌病態の乳房外 Paget 病が隠れていることもあり，要注意である．また，おむつの交換頻度が増えると，交換時に動的外力が生じ，褥瘡の発症・悪化が懸念される．

2) 高齢者治療特有のケアとピットフォール

　皮膚科と異なり，看護学の教科書には詳細な予防法が記載されている．診療現場における問題としては，予防法と治療法が混同されていたり，軽症に対する治療法が重症例に対し漫然と実施されていたりして，治療効果が上げられていない場合を時に見かける．看護サイドとしては，薬剤処方ができないし，安易なステロイド外用を戒める意味もあるものと思われるが，改善されるべき問題である．

A．治療

a) 真菌症の鑑別と治療

　最重要である．直接検鏡で行うが，湿潤が強い場合や，すでに亜鉛化軟膏などが外用されていると真菌を確認しにくいことがある．治療は抗真菌外用薬であるが，クリーム基剤のものは，湿潤面に対し刺激になることもあり注意する（軟膏基剤のものが望ましい：アスタット®，ルリコン®にはカンジダ症の適応がある）．また，湿潤が非常に強い場合，まずステロイド軟膏を外用して，湿潤の程度を落としてからでないと効果が出にくい．

第Ⅳ章　高齢者皮膚病変のケアを究める

b）真菌症が否定された軽症の場合

淡い紅斑や落屑が主体で，水疱やびらんが軽度の場合，アズノール®軟膏，エキザルベ®軟膏（混合死菌浮遊液・ヒドロコルチゾン），あるいは亜鉛化軟膏などで対応できるが，これらの抗炎症作用は非常に低いと考えておかなければならない．

c）真菌症が否定された重症の場合

著明な紅斑や湿潤・びらんがある場合，ステロイド外用薬を使用することになる．クリーム剤は避けて軟膏を塗布する（リンデロン®VG軟膏など）．ただし，短期間のみの使用とし，軽快すれば，弱いステロイド外用薬から，軽症時の外用に変更すること．決して漫然と使用してはならない．膿が多ければ，抗菌外用薬を適宜追加する．

潰瘍などはこれだけで軽快することが多いが，深ければ，炎症を抑えたあと，プロスタグランジン軟膏など抗潰瘍外用薬に変更する．

2種以上の外用薬を混合して用いる向きもあるが，混合不可の組み合わせも多いので注意する．また，治療薬のみならず，下記の予防で使用される外用薬でも，接触皮膚炎を起こすことがあるので注意すること．

B．予防

①皮膚評価：ふやけた感じや肌理の喪失がないかチェック．

②下痢の評価と対策：内科との相談．

③排泄用品の選択：パッドの選択など．

④おむつ交換時のスキンケア：弱酸性皮膚洗浄剤で愛護的に洗い，よく水分をふき取ったあと，撥水性皮膚保護剤を外用する．ただし，過剰にならないこと．

⑤pH緩衝のケア：便失禁が続く場合などにpH緩衝作用のある粉状皮膚保護剤を使用するなど．

以上があげられるが，文献にあげた看護書などが大いに参考になるだろう．

文献

1）安部正敏（編）：皮膚科学　看護スキルアップシリーズ④たった20項目で学べるスキンケア，学研プラス，p.73-78，2016

第V章
高齢者によく見られる
合併症と皮膚病変の関係

第**V**章　高齢者によく見られる合併症と皮膚病変の関係

1 糖尿病性潰瘍

満間照之

ここが大事！

- 糖尿病性潰瘍は足切断にいたることもあり正確な診断治療をしなければならない.
- 重症度分類はいくつかあるが血行動態も評価に入っている Texas 分類がよい.
- 外用療法などを行っていくが感染症は速やかに抗生物質の投与が必要で，慢性骨髄炎の合併に注意が必要である.
- 高齢者は入所施設や家族との密な連携によって治療していくことが大切である.

1) 糖尿病性潰瘍の疫学と原因

　糖尿病に合併する皮膚病変のなかで糖尿病性潰瘍は深部組織感染症，骨髄炎などによる足切断にいたることのある重要な合併症のひとつである．日本の糖尿病患者の 0.7％に皮膚潰瘍があり，年間の発症率は欧米の 10 分の 1 程度とされているが，切断にいたる例は 5 年で 70％という高い死亡率となっており，死因のほとんどは心血管系である[1]．高齢者は腎機能，心機能ともに低下していることが多く，より重篤な病態に陥りやすいため皮膚潰瘍の予防対策，治療は非常に重要である.

　糖尿病では様々な神経障害を起こすが，そのなかで感覚障害は足潰瘍を起こす重要な因子である．感覚障害があると靴ずれや小さな外傷に気づかず，そこから皮膚潰瘍を形成してしまう．運動神経障害も重要であり筋萎縮による．足の変形を惹き起こすため足底に過剰な圧がかかることにより胼胝，鶏眼をきたしやすくなり，皮膚潰瘍を容易に形成する．また自律神経の障害によっても皮膚が乾燥し亀裂やひび割れが起こり，細菌感染が起こりやすくなる.

　糖尿病性潰瘍治療においては，末梢動脈疾患（PAD）を合併しているか否かも重要である．血行動態を評価し，その治療を同時に行っていかないと潰瘍は治らない.

　局所にとどまらず，全身状態の評価と治療が糖尿病性潰瘍診療に際しては重要である.

2) 糖尿病性潰瘍の診断

　糖尿病があり，皮膚潰瘍があれば診断はできるが，その重症度をはかる分類には様々なものがある．国，地域によってその分類のしやすさや検査法などが異なるため重症度分類の選択には注意する必要がある.

　従来から世界中で用いられている Wagner 分類は評価基準として重要な分類法であるが，PAD 評価ができないという欠点がある[2]．一方で血行動態や感染を詳細にグレード分けしたものに PEDIS 分類があるが，PAD と重症下肢虚血を評価するために上腕・足関節血圧比（ABI），足趾・上腕血圧比（TBI）検査に加えて経皮的酸素分圧を測定する必要があり，やや煩雑である．Texas

166

表1 Texas 分類

Stage	Grade 0	Grade I	Grade II	Grade III
A	以前の潰瘍部分が完全に上皮化している	腱や関節包，骨に達していない表面の創傷	腱や関節包に達する創傷	骨もしくは関節に達している創傷
B	感染あり	感染あり	感染あり	感染あり
C	虚血あり	虚血あり	虚血あり	虚血あり
D	感染と虚血あり	感染と虚血あり	感染と虚血あり	感染と虚血あり

(Lavery LA et al: J Foot Ankle Surg 35: 528-531, 1996 [3] を参考に作成)

分類はより簡便であり，潰瘍を深さによってグレードを4つに分類し，感染と虚血の有無で4つのステージに分けるため，血行動態も評価できることからガイドラインでもより推奨されている(表1)[3]．さらに局所評価で褥瘡の評価で使用されているDESIGN分類を併用するのもよい．つまり深さ(Depth)，滲出液(Exudates)，大きさ(Size)，炎症/感染(Inflammaion/Infection)，壊死組織(Necrotic tissue)を評価することは局所での治療法を選択するときに有用である．

　PADによる末梢循環障害による皮膚潰瘍は足の切断にいたる率が高く，その診断は必須である．ABI，TBI，皮膚灌流圧(SPP)，経皮酸素分圧，末梢動脈拍動の触診などを行い，超音波検査，造影CT，造影MRIなどを組み合わせて診断する．必要に応じて血管外科にバイパス術や経皮的血管形成術の適応について相談する．

　神経障害の評価であるがモノフィラメントを用いた知覚神経障害の程度をはかる検査法がある．運動神経障害は筋萎縮などが起こり，腓骨神経麻痺になると垂れ足や鶏性歩行などの歩行障害を起こしていることを確認できる．骨破壊などによる関節症で足の変形が生じることがあり，いわゆるCharcot足といわれている．骨突出部には胼胝，鶏眼さらに潰瘍ができていることが多い(図1)．

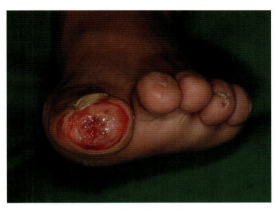

図1　胼胝から生じた糖尿病性潰瘍

3) 糖尿病性潰瘍の治療

糖尿病性潰瘍の治療についてはガイドラインにアルゴリズムが示されている(図2)[4].

治療には局所治療以外に代謝コントロール,感染コントロール,免荷を患者の状態に合わせて行っていく必要があり,内科,形成外科,血管外科,リハビリテーションなどとともにチームとなって治療にあたる必要がある.高齢者の場合には家族と,施設に入所している場合には職員と連携して治療を行っていく.

糖尿病のコントロールをすることがまず必要であり,現在糖尿病薬はDPP-4阻害薬やSGLT2阻害薬などを中心に多数開発され使用されている.運動療法を合わせると以前より糖尿病のコントロールがしやすくなっている.HbA1cが8%以上の場合,8%未満よりも足潰瘍発症率が2

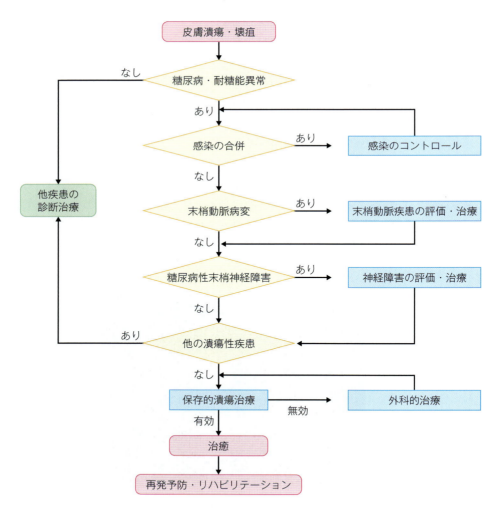

図2 糖尿病性潰瘍・壊疽診療のアルゴリズム
(為政大幾ほか:日皮会誌 127: 1989-2031, 2017 [4] を参考に作成)

倍とされているため糖尿病自体の治療をしっかり行っていくことが大切である．血糖コントロールがよくなることで神経障害の発症予防や悪化を止めることができ，そのことにより足変形の予防にもつながる．また多くの高齢者では動脈硬化を含めた血流不全があるため潰瘍形成を起こさないためにも，脂質異常症，高コレステロール血症，高血圧などの診断治療も大切である．

局所治療は壊死に対し，デブリドマンを行い，トラフェルミン，プロスタグランジン E_1，トレチノイントコフェリル，浮腫が強い場合にはブクラデシンナトリウムなどの外用薬を使用する．滲出液が少ない場合にはドレッシング材を用いた治療を行うこともある．ドレッシング材を用いる場合には感染に注意する必要がある．最近では持続的局所陰圧療法が肉芽形成をより早く促すことができるため推奨されているが，患部が被覆されるため同じく感染に注意が必要である．壊死組織の外科的デブリドマンは感染リスクを下げ肉芽形成を促すので有用であるが，PAD を合併している場合は潰瘍，壊疽の悪化を促す可能性もあるので慎重に行う必要がある．血流障害がある場合にはプロスタグランジン注射以外にも，経皮的血管形成術やバイパス手術の適応となることがあるため，血管外科などと連携していくことが大切である．

潰瘍形成を起こす部位は荷重部にできやすいため，神経障害による足の変形で新たに生じた胼胝や鶏眼のケアをする必要がある．過角化部を削り処置など行うことに加えて，荷重部を測定し足底板を作製したり，ヒーリングサンダルなどの装具療法を行う．また歩行リハビリテーションなどを行うことで潰瘍治療のみならず新しい潰瘍形成の予防になる．高齢者の場合には松葉杖が難しいため，適切な歩行補助器，車いすの選択をするが，場合によってはベッド上安静が必要になる．胼胝や鶏眼を処置しないでおくと皮下で膿瘍を形成して骨髄炎にまでいたっていることもあるので注意すべきである．足白癬や爪白癬を合併している高齢者は多いので，感染による皮膚のひび割れとさらに皮膚浸軟による細菌感染を起こすことがある．感染リスクを下げるため白癬治療を含めたフットケア，ネイルケアを積極的にしていく．

感染症を合併している場合は抗生物質の全身投与を細菌培養の結果を確認しながら行っていくが，局所における抗生物質含有外用薬使用は菌交代を促すため使用は推奨されていない．

また糖尿病性潰瘍では慢性骨髄炎を合併していることがある．適切な処置，除圧を行っているにもかかわらず潰瘍が治らない場合には骨髄炎の合併を考慮する．具体的には適切な創部治療を行い，除圧もできていて十分な血流があるにもかかわらず潰瘍が治らない，骨露出がある，再発を繰り返す潰瘍，瘻孔があり持続的に排膿がある場合などである（図3）．潰瘍面にゾンデを当てて容易に骨に達するようであれば骨露出に準じた状態と判断する．診断には単純X線写真が有用であるが骨破壊が早期であるとはっきり描出されない場合があり，その際にはMRI検査を行う．慢性骨髄炎は局所創部治療を遅らせるだけでなく，敗血症など死につながる重症感染症を引き起こす可能性がある．

骨髄炎の治療は血流障害の合併が必発であるため抗生剤投与のみでは難治である．感染組織である腐骨の除去など外科的デブリドマンが必要であり，可能であれば高圧酸素療法も行う．血行再建が可能であれば行うことが望ましい．

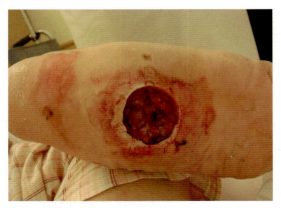

図3 慢性骨髄炎を伴った潰瘍

4) 高齢者における糖尿病性潰瘍

　高齢者は腎機能，心機能が低下しており，皮膚が脆弱で血流障害も起こしていることが多いため，潰瘍をいったん形成すると難治であり，感染を起こした際には重篤になり，かつ回復しても元の状態には戻らないことが多い．皮膚や神経障害の細かい変化を見逃さず，他科とはもちろん介護施設や家族との連携を密にとって糖尿病患者を診ていくことが大切である．

文献
1) Moulik PK et al: Amputation and mortality in new-onset diabetic foot Ulcers stratified by etiology. Diabetic Care **26**: 491-494, 2003
2) Wagner FW et al: The dysvascular foot. Foot Ankle **2**: 64-122, 1981
3) Lavery LA et al: Classification of diabetic foot wounds. J Foot Ankle Surg **35**: 528-531, 1996
4) 為政大幾ほか：創傷．褥瘡・熱傷ガイドライン-3　糖尿病性潰瘍・壊疽ガイドライン．日皮会誌 **127**: 1989-2031, 2017

2 透析患者と皮膚病変

柴田章貴

ここが大事！

- 透析患者には高率に痒みが生じ，末梢性の痒みと中枢性の痒みが存在する．
- 中枢性の痒みにはナルフラフィン塩酸塩の効果が期待される．
- 痒み以外にも，コレステロール塞栓やカルシフィラキシス，穿孔性皮膚症，透析アミロイドーシスといった透析患者に合併することのある皮膚疾患が存在する．

1) 疫学

　日本における施設調査票に基づく慢性透析療法を受けている患者総数は 2016 年で 329,609 人であり，年々増加傾向にある．慢性腎不全の状態，さらに透析操作の影響で多種・多彩な皮膚病変が生じてくる．本項では合併する皮膚病変のなかで最も多い皮膚瘙痒症，乾燥性皮膚だけでなく，透析患者に起こりうるその他の特殊な皮膚病変についても述べていく．

2) 透析皮膚瘙痒症

　近年の透析技術の進歩により重度の透析皮膚瘙痒症は減少傾向にあるが，依然医療者および患者を悩ませ，解決できない合併症のひとつである．その痒みの頻度は 22〜90％ と報告されている[1]．痒みには中枢性の痒みと末梢性の痒みがあり，透析患者の痒みにはどちらも関与している．

　中枢性の痒みは脊髄や脳が認識する痒みであり，内因性のオピオイド系の産生やバランス異常によるものが報告されている．オピオイド受容体には μ，κ，δ の 3 つのタイプがあり，μ-受容体アゴニストである β-エンドルフィンにより痒みが誘発されるの対し，κ-受容体アゴニストであるダイルノフィンは痒みを抑制する．透析患者では痒みが重度になるほど β-エンドルフィン/ダイルノフィン濃度比が上昇することが報告されており[2]，これらの痒みには抗ヒスタミン薬は無効であり難治性の透析皮膚瘙痒症に κ-受容体アゴニストであるナルフラフィン塩酸塩による治療が適応となる．

　一方，末梢性の痒みは皮膚に存在する無髄 C 線維神経終末が，ヒスタミンなどの起痒因子による刺激を中枢に伝達し大脳に達して痒みと認識される．透析患者では乾燥性皮膚が高率に認められ[3]，さらに加齢による乾燥性皮膚も加わることによりさらにバリア機能が低下し，外因性の刺激に対する痒みの感受性が亢進する．また近年アトピー性皮膚炎で痒みを惹起することが知られている Th2 細胞から放出される IL-31 が透析患者でも上昇していることが報告されている[4]．

　これらの痒みの対処法として最も基本となるのが保湿剤の塗布を中心とするスキンケアである．保湿剤は白色ワセリンなどの油脂性軟膏やヘパリン類似物質などを使用する．また入浴時にたわしやナイロンタオルを用いてこすり洗いをしないこと，気持ちよいと感じるような熱い

お湯は皮膚に刺激を与えるため使用しないこと，痒みを感じたら冷却するなど皮膚への刺激を避けることなどの生活指導を行う．搔破を繰り返すことにより搔破性湿疹を生じることもあり，ステロイド外用薬を使用されるが効果が乏しいことが多い．さらに搔破を繰り返すことにより，特徴的な隆起結節が多発する結節性痒疹にいたることもある（図1）．

3) 透析患者に起こりうる皮膚病変

A．コレステロール塞栓

　コレステロール塞栓症は大動脈などの大血管壁にある粥腫が何らかの要因で破綻し，コレステロール結晶が血中に流出し末梢で塞栓をきたす疾患である．腎・四肢・消化管・中枢神経などの臓器に障害を引き起こす．皮膚では blue toe，livedo reticularis（環の閉じないリベド）が重要なサインである（図2）．原因はカテーテル検査，心血管手術，抗凝固療法などが多い．維持血液透析患者は，動脈硬化病変の強い症例が多く，かつ，透析施行の度に抗凝固薬を投与することから，コレステロール塞栓症の発症・再発のリスクが高いと考えられる．治療はスタチン投与，ステロイド，プロスタグランジン製剤，LDLアフェレーシスなどの治療が有効であったと報告されている．

B．カルシフィラキシス

　まれに腎機能正常な症例に発症することもあるが，ほとんどは，慢性腎不全により血液透析，または腹膜透析中の患者の四肢，軀幹，手指，足趾，陰茎などに発症する．極めて強い有痛性の紫斑に続く，多発性・難治性の皮膚潰瘍を主症状とする疾患である．周囲または，潰瘍を発症していない皮膚にも有痛性紫斑を認めることがある（図3）．平成21年度，厚生労働省難治性疾患克服研究事業における全国調査ではその発症率は，透析患者人口10万人対3〜4人/年とされる．危険因子としてワルファリンがあげられる．基礎病変として皮膚などの細動脈石灰化を

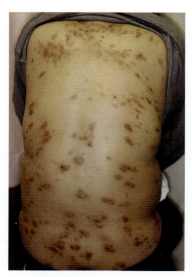

図1　結節性痒疹

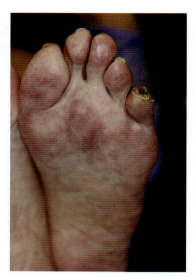

図2　コレステロール塞栓

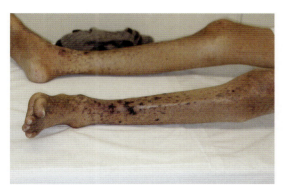
図3 カルシフィラキシス

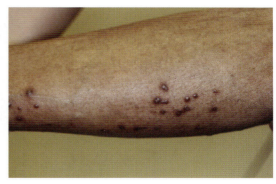
図4 反応性穿孔性膠原線維症

認め，創傷などを契機として多発性の微小塞栓を生じ，その結果として潰瘍が形成されることにあると考えられている．副腎皮質ステロイドの外用，二次性副甲状腺機能亢進症に対する治療，細菌感染を伴う場合は，抗生物質の使用，チオ硫酸ナトリウム投与，患部の切除・掻破，基礎疾患が腎不全である場合，血液透析を行う．

C. 穿孔性皮膚症

Kyrle 病，穿孔性毛包炎，反応性穿孔性膠原線維症，蛇行性穿孔性弾力線維症は acquired reactive perforating disease と総称され，腎不全や糖尿病に合併することが知られている．変性した皮膚成分に対して，経表皮性排除をきたした結果生じる皮膚病変であり，Kyrle 病では角質・角化細胞が，穿孔性毛包炎では膠原線維・弾性線維が，反応性穿孔性膠原線維症では膠原線維が，蛇行性穿孔性弾力線維症では弾性線維が経皮排除される．写真は透析患者に発症したアナフィラクトイド紫斑部位に生じたと推測される反応性穿孔性膠原線維症の病変であり，中央に角栓を入れる結節が見られる（図4）．治療としてはミノサイクリンやアロプリノール，エトレチナートの内服や副腎皮質ホルモン，マサカルシトール含有の外用薬などが有効とされる．

D. 透析アミロイドーシス

透析患者では，アミロイドの前駆物質 β_2-ミクログロブリンによる全身性アミロイドーシスが報告されている．主として関節症状（手根管症候群）や骨症状が現れるが，皮膚病変も散見される．粟粒大〜半米粒大の常色・表面平滑で光沢のある扁平隆起性の丘疹が多数集簇し，病理組織学的に真皮上層に好塩基性の均一な無構造物質の沈着が認められ，コンゴレッド染色で橙赤色に染色される．

文献
1) Patel TS et al: An update on pruritus associated with CKD. Am J Kidney Dis **50**: 11-20, 2007
2) Kumagami H et al: Prospects for novel kappa-opioid receptor agonist, TRK-820, in uremic pruritus. Itch. Basic Mechanism Mechanisms and Therapy, Yosipovitch G et al, Marcel Decker, p.279-286, 2004
3) 服部 瑛ほか：透析患者と皮膚病変．北関東医学 **37**: 539-547, 1987
4) Ko MJ et al: Interleukin-31 is associated with uremic pruritus in patients receiving hemodialysis. J AM Acad Dermatol **71**: 1151, 2014

第 **V** 章　高齢者によく見られる合併症と皮膚病変の関係

3 低栄養状態と皮膚病変

間嶋佑太

ここが大事！

- ■高齢者は摂取不足や基礎疾患・薬剤使用による吸収不足のため，低栄養に陥りやすく，それに伴い正常皮膚の維持に必要な栄養素の欠乏が見られる．
- ■栄養素の欠乏は同時に複数の栄養素の欠乏が生じることが多いため，皮膚症状から欠乏している栄養素を推測することが重要である．

1) 高齢者と栄養状態

　低栄養とは，生体が生命を維持するために必要な栄養素が不足している状態と理解されているが，高齢者では生理的な食欲低下をはじめ様々な要因によって低栄養・栄養障害を認めやすいとされる．ただし，低栄養に関する明確な診断基準はなく，体重やその変化，および血清蛋白などから総合的に判断されている[1]．

　栄養管理が重要な皮膚病変として褥瘡がある．日本皮膚科学会褥瘡治療ガイドライン[2]では褥瘡の予防とケアには栄養補給を行うことが推奨されている．栄養評価の指標として，血清アルブミン値（3.0〜3.5g/dL が低栄養状態の一応の目安），体重減少（過去 2 週間の極度の減少，月 5％，3ヵ月で 7.5％，あるいは，6ヵ月で 10％などが，低栄養状態の目安），喫食率（食事摂取率：2 週間以上にわたり食事量がいつもの半分以下などが，低栄養状態の目安）などが用いられている．加えて，アミノ酸，ビタミン，微量元素の補給が推奨されていることから，それらの欠乏は創傷治癒の遅延のみならず，様々な皮膚病変の原因になりうる．

　本項では，種々の栄養素が欠乏したことにより出現しうる皮膚病変を代表的な亜鉛欠乏症を中心に説明する．

2) 亜鉛欠乏

A．定義

　亜鉛欠乏症（図 1）は表 1 のように定義される．

　成人の体には常に 2〜3g の亜鉛が維持されている．そのなかでも皮膚は 3 番目に亜鉛が豊富に存在する臓器［骨格筋（60％），骨（30％），皮膚および肝臓（5％）］であることから，皮膚には多くの亜鉛が必要であることがわかる．また，皮膚のなかでも表皮の亜鉛含有量は真皮に比較して顕著に多く 97％が存在し，表皮内で亜鉛は角化細胞の分化および炎症の抑制に必要であるとされている．これは，亜鉛製剤が炎症性皮膚疾患や皮膚潰瘍に効果的であるとして，古くから経験的に使用されていることの裏づけになる知見である[4]．

　このように健常な皮膚の維持にとって欠かせない亜鉛であるが，欠乏状態の高齢者は多いと

174

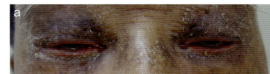
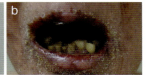

図1　亜鉛欠乏症
　76歳，男性．肺癌の既往あり．眼囲および口唇のびらんが見られ，血液検査にて血清亜鉛値 36μg/dL と低値であり，亜鉛欠乏症と診断した．亜鉛製剤の投与により，症状は速やかに改善した．

表1　亜鉛欠乏症の定義

1. 下記の症状／検査所見のうち1項目以上を満たす
   1) 臨床症状・所見　皮膚炎，口内炎，脱毛症，褥瘡（難治性），食欲低下，発育障害（小児で体重増加不良，低身長），性腺機能不全，易感染性，味覚障害，貧血，不妊症
   2) 検査所見　血清アルカリホスファターゼ（ALP）低値
   注：肝疾患，骨粗しょう症，慢性腎不全，糖尿病，うっ血性心不全などでは亜鉛欠乏であっても低値を示さないことがある．
2. 上記症状の原因となる他の疾患が否定される
3. 血清亜鉛値
   3-1：60μg/dL 未満：亜鉛欠乏症
   3-2：60〜80μg/dL 未満：潜在性亜鉛欠乏
   血清亜鉛は，早朝空腹時に測定することが望ましい

Probable：亜鉛補充前に1．2．3．を満たすもの．亜鉛補充の適応になる．
Definite（確定診断）：上記項目の1．2．3-1．4をすべて満たす場合を亜鉛欠乏症と診断する．
上記項目の1．2．3-2．4をすべて満たす場合を潜在性亜鉛欠乏症と診断する．

（児玉浩子ほか：亜鉛欠乏症の診療指針2018（一般社団法人日本臨床栄養学会）[3] より引用）

され，原因は，摂取量不足，消化吸収能の低下，亜鉛欠乏を合併しやすい疾患の罹患患者が多い，薬剤使用が考えられる[3]．

①摂取量不足：国民健康・栄養調査報告（厚生労働省，平成29年）によると，60歳以上では推奨量が 10 mg/日 であるのに対し，摂取量の平均値が 8.4 mg/日 であり，70歳以上では推奨量が 9 mg/日 であるのに対し，摂取量の平均値が 8.2 mg/日 であることから，平均亜鉛摂取量は，推奨量に比べて少ない．さらに，高齢者では摂取量の低下のみでなく，他の要因も併せ持つことも多く，実際に亜鉛欠乏になる頻度は高くなるものと考える．

②消化吸収能の低下：亜鉛は主として十二指腸，空腸で吸収される．特に，遠位十二指腸と近位空腸で最大の吸収が認められる．高齢者では生理的に消化吸収能が低下していることや，消化管の切除の既往から吸収不良が起こりやすく，亜鉛欠乏になりやすいと考えられる．

③亜鉛欠乏を合併しやすい疾患
・肝疾患：慢性肝疾患では亜鉛欠乏をきたしやすい．その要因として，腸での吸収障害と尿への排泄増加が指摘されている．
・糖尿病：亜鉛の尿中排泄が増加するため，亜鉛欠乏になりやすい．また，インスリンの合成・分泌およびインスリン受容体の機能に亜鉛が関与しているため，亜鉛欠乏がする

第**V**章　高齢者によく見られる合併症と皮膚病変の関係

　と糖尿病が悪化する.

　　・腎不全, 透析：腎不全患者では食欲不振のため摂取不足から亜鉛不足になりやすい. また, 透析液からの喪失もある.

　　④薬剤による亜鉛欠乏：キレート作用を持つ薬剤は亜鉛の尿中排泄を増加させ, 亜鉛欠乏をきたす.

　亜鉛欠乏により生じる皮膚症状は, 四肢末端や外陰部, 開口部（眼囲, 鼻孔, 肛囲, 耳孔）などに対称性に生じる. 紅斑で初発し, びらんとなり痂皮を伴う. 爪の変形や爪囲炎をきたす. 脱毛はほとんどの症例で見られる.

B. 治療

　亜鉛欠乏の治療指針は表2のとおりである.

表2　亜鉛欠乏症の治療指針

○亜鉛として成人50〜100mg/日を分2で食後に経口投与する. 症状や血清亜鉛値を参考に投与量を増減する.
○慢性肝疾患, 糖尿病, 慢性炎症性腸疾患, 腎不全では, しばしば血清亜鉛値が低値である. 血清亜鉛値が低い場合, 亜鉛投与により基礎疾患の所見・症状が改善することがある. したがって, これら疾患では, 亜鉛欠乏症状が認められなくても, 亜鉛補充を考慮してもよい.
○亜鉛投与による有害事象として, 消化器症状（嘔気, 腹痛）, 血清膵酵素（アミラーゼ, リパーゼ）上昇, 銅欠乏による貧血・白血球減少, 鉄欠乏性貧血が報告されている. 血清膵酵素上昇は特に問題がなく, 経過観察でよい. 亜鉛投与中は, 定期的（数ヵ月に1回程度）に血清亜鉛, 銅, 鉄を測定する. 血清亜鉛値が250μg/dL以上になれば, 減量する. また, 銅欠乏や鉄欠乏が見られた場合は, 亜鉛投与量の減量や中止, または銅や鉄の補充を行う.

（児玉浩子ほか：亜鉛欠乏症の診療指針2018（一般社団法人日本臨床栄養学会）[3]より引用）

3) ビタミン欠乏 (表3)

A. ビタミンA欠乏

　栄養状態の評価にはレチノールとともに, レチノール結合蛋白（retinol-binding protein：RBP）を測定する必要がある. 欠乏の原因は摂取不足や吸収不良症候群, 肝疾患によるRBP産生低下, 感染症や外傷, 甲状腺機能亢進症による消費増大がある. また薬剤ではアロプリノール, ネオマイシン, コレスチラミンなどの投与によっても減少する. レチノールは上皮細胞形成作用や皮膚構造の退行変性抑制作用を持つため, 欠乏により四肢伸側や下腹部などの毛孔角化や皮膚の乾燥・粗糙化, 脂腺数の減少などをきたす. 治療はビタミンA（3,000〜10,000IU/日）を経口あるいは筋中投与する[5].

B. ビタミンB₁欠乏

　主な活性型はチアミンピロリン酸（TDP）であり, 肝機能障害や糖尿病, 副腎皮質機能低下では活性型への転換が抑制されて利用障害が起こる. アルコールはビタミンB_1の吸収率を低下させ, また高血糖食や激しい運動, 発熱は消費を増大させる. バルビツール酸誘導体により低値

3 低栄養状態と皮膚病変

表3 ビタミンの主な測定法と基準値

ビタミン	主な測定法（検体）	基準値（欠乏の判定）	主な測定物質
ビタミンA	HPLC（血清）	30〜80μg/dL （血清中20μg/dL以下）	レチノール （レチノール結合蛋白）
ビタミンB$_1$	HPLC（全血）	25〜75ng/mL （全血中17ng/mL以下）	チアミン
ビタミンB$_2$	HPLC（全血）	58〜110ng/mL （全血中58ng/mL以下）	リボフラビン
ビタミンB$_3$	HPLC（全血）	285〜710μg/dL （血清中285μg/dL未満）	ニコチン酸
ビタミンB$_6$	HPLC（血清）	4〜17ng/mL （全血中4ng/mL未満）	ピリドキシン
ビタミンB$_{12}$	化学発光免疫測定法（全血）	260〜1,050pg/mL （全血中260pg/mL未満）	シアノコバラミン
ビオチン	化学発光法（血清）	292〜1,049pg/mL （全血中292pg/mL未満）	ビオチン
ビタミンC	HPLC（血清）	0.55〜1.5mg/dL （血清中0.20mg/dL以下）	アスコルビン酸

HPLC：高速液体クロマトグラフィ法
（川村龍吉：皮膚科の臨床 59: 909-915, 2017[5] より引用）

を示し，カフェイン酸は拮抗物質として知られる．欠乏により皮膚の乾燥または皮膚の浮腫・貧血が見られる．治療にはフルスルチアミンなどの易吸収性のビタミン誘導体を用いる必要がある[5].

C. ビタミンB$_2$欠乏

全血ビタミンB$_2$の総濃度が指標として用いられる．抗コリン作動薬による吸収増加やプロベネシドの尿中排泄障害，ホウ酸の尿中排泄増加などがしられる．リボフラビンは組織の酸化還元系の補酵素として働く．欠乏により口角炎・びらん，口唇炎，眼瞼炎，脂漏性皮膚炎様症状，痤瘡様発疹などの皮膚症状が見られる．治療は活性型ビタミンB$_2$の投与[5].

D. ビタミンB$_3$（ニコチン酸，ナイアシン）欠乏

血中ではニコチンアミドアデニンジヌクレオチド（NAD），ニコチンアミドアデニンジヌクレオチドリン酸（NADP）として血球中に存在するため，全血総ニコチン酸値で欠乏を判定する．またNADはトリプトファンからも生合成されるため，ニコチン酸摂取量のほかにトリプトファン摂取量の影響を受ける．欠乏は食餌性，吸収不良，慢性アルコール中毒によるが，トリプトファンの代謝障害も欠乏の原因となり，抗結核薬（イソニアジドはニコチン酸類似構造であるため，内的ニコチン酸産生を抑制），化学療法剤（メルカプトプリン，フルオロウラシルはトリプトファンのニコチン酸への転換を抑制）が原因となりうる．ビタミンB$_3$欠乏によりペラグラが生じる．ペラグラは皮膚炎，下痢，認知症が3主徴である．治療としてニコチン酸アミドの大量投与（50〜300mg）を行う[5].

E. ビタミンB_6欠乏

　主成分はピリドキサールリン酸（PLP）である．イソニアジド，L-ドパ，ペニシラミン，テオフィリン，カルバマゼピンやフェノバルビタールなどの抗てんかん薬，経口避妊薬，アルコールなどで低下する．欠乏により口，眼瞼周囲に脂漏性皮膚炎様症状が見られる．治療はピリドキシン塩酸塩を経口投与する[5]．

F. ビタミンB_{12}欠乏

　欠乏は胃全摘出，抗壁細胞抗体・抗内因子抗体の生成などによる．アミノグリコシド，シメチジン，コルヒチン，抗痙攣薬，経口避妊薬などにより低下する．コバラミンは葉酸とともにDNA合成に関与し，欠乏により四肢に対側性の色素沈着をもたらす[5]．

G. ビオチン欠乏

　成人では通常摂取不足による欠乏は起こらないが，高カロリー輸液用総合ビタミン剤にはビオチンが含まれていないため注意が必要である．難治性下痢や薬剤では抗痙攣薬で低下する．ビオチン欠乏による皮膚症状は亜鉛欠乏症に類似する[5]．

H. ビタミンC欠乏

　喫煙やアスピリン，バルビツール酸，エストロゲン，経口避妊薬などにより低下する．

　アスコルビン酸は強い還元能を有し，膠原線維成長にも関与する．メラニン顆粒生成の中間代謝産物を還元する作用も想定されている．欠乏により，四肢の毛包周囲性の紫斑・出血・血腫，毛孔性角化，創傷治癒遅延などが見られる．治療はビタミンCの補給である[5]．

文献

1) 小川純人：老年医学（上）—基礎・臨床研究の最新動向—高齢者の症候　低栄養・体重減少．日本臨床 **76**（増刊5）：644-647, 2018
2) 藤原　浩ほか：創傷・褥瘡・熱傷ガイドライン—2：褥瘡診療ガイドライン．日皮会誌 **127**: 1933-1988, 2017
3) 児玉浩子ほか：亜鉛欠乏症の診療指針2018（一般社団法人日本臨床栄養学会）
4) Ogawa Y et al: Zinc and Skin Disorders Nutrients 2018 Feb 11; 10(2). pii: E199. doi: 10.3390/nu10020199
5) 川村龍吉：疾患別・知っておきたい皮膚科の検査とその評価法 27 ビタミン欠乏症（ペラグラ・ビオチン欠乏）．皮膚科の臨床 **59**: 909-915, 2017

4 がん患者と皮膚病変

松本高明

ここが大事！

- 皮膚病変が（内臓）悪性腫瘍のマーカーとなることがある．
- 高齢者に突然出現し急速な変化を示す皮疹に注意する．
- このような変化を認めた場合には（内臓）悪性腫瘍を念頭に全身検索を行う．

1) デルマドローム

「皮膚は内臓の鑑」といわれるように，内臓病変の存在が皮膚症状として表現されることがある．これをデルマドロームと呼ぶ．本項ではがん患者とそのデルマドロームについて述べたいが，実はこのデルマドロームという概念が非常に曖昧で，日本以外ではあまり用いられることがない用語でもあるため，まずこの点について少しだけ説明を加えたい．

デルマドローム（dermadrome）という言葉は Kurt Wiener が著書 "Skin Manifestations of Internal Disorders"（1947年）で用いた造語であり，皮膚を意味する dermatology と症候群を意味する syndrome をかけ合わせたものと考えられている[1,2]．それが意味するところは，「皮膚病変と内部臓器の異常ないし全身代謝異常が病因論的になんらかの関連を有し，現象的には両病変が共存する疾患または症候群」であり，表1に示す疾患，症候群をあげている．これをみると全身疾患を持つ患者に生じる皮膚病変はほぼすべてがデルマドロームであり，現在私たちがデルマドロームというときの概念とはやや異なるようである．内臓悪性腫瘍の皮膚症状に限定して一例をあげると，この分類に従えば大腸癌の皮膚転移はデルマドロームとして矛盾しないが，

表1　内臓皮膚症候群（Viscero-cutaneous syndrome）

1) 腸性肢端皮膚炎
2) 悪性萎縮性丘疹症
3) 壊疽性膿皮症
4) 慢性下腿潰瘍
5) Sturge-Weber 症候群
6) Klippel Trenaunay 症候群
7) びまん性体幹被角血管腫
8) 弾性線維性仮性黄色種
9) Peutz-Jeghers 症候群
10) 内臓癌の皮膚症状
   a) カルチノイド症候群
   b) Acanthosis nigrians
   c) 皮膚筋炎
   d) 非特異的皮膚病変
   e) 皮膚転移

（北村啓次郎：Visual Dermatology 2: 658-661, 2003 [1] を参考に作成）

第**Ⅴ**章　高齢者によく見られる合併症と皮膚病変の関係

現在これをあえてデルマドロームと呼ぶ人は少ないであろう．このように，概念を定義すること自体が困難であるためか，現在の欧米では dermadrome という言葉が使われることはなく，Fitzpatrick の教本[3]でも "Cutaneous Manifestations of Internal Malignant Disease : Cutaneous Paraneoplastic Syndromes" という表現が用いられている．

　概念が曖昧で，日本以外ではあまり用いられることのないデルマドロームであるが，本項では臨床的に有益な，皮膚症状が内在する内臓悪性腫瘍の発見につながることがある，高齢者に代表的なデルマドロームをいくつかを紹介する．

2) 黒色表皮腫

　典型例では，項部，腋窩，鼠径部などに黒褐色の色素沈着とザラザラした皮膚の肥厚を生じ，その後小丘疹が発生してビロード状の特徴的な外観を呈する．内臓悪性腫瘍に合併するだけではなく，肥満者や高インスリン血症，SLE 患者にも発症し，それぞれ悪性腫瘍型，肥満関連型，症候群型に分類される．悪性腫瘍に伴って発症する機序には不明なことも多いが，腫瘍細胞が産生する EGF（epidermal growth factor）や TGF-α（transformating growth factor-α）が表皮角化細胞の増殖を促進・調整する作用が推測されている[4]．悪性腫瘍型は進行期癌，特に胃癌に合併することが多いと報告され，悪性腫瘍の発症に先行もしくは同時発生する場合が多いため，癌の早期発見にもつながる注目すべき病態である．

　図は胃癌に合併した黒色表皮腫の像である（図 1a〜c）．鼠径部と腋窩に黒褐色のザラザラとした局面を認め，病理組織像では表皮の乳頭腫と角質の増殖，および基底層の色素沈着を認める（図 1d）．

3) Leser-Trelát syndrome

　数週〜数ヵ月のうちに，脂漏性角化症が急速に多発し，瘙痒を伴うことが多い．その数は数百から数千といった単位で，非常に有名な病態であり，臨床像も印象に残りやすいためか多くの症例が報告されている（図 2a, b）．内臓悪性腫瘍としては胃癌などの腺癌の合併率が高く，ほかに悪性黒色腫や悪性リンパ腫との合併も報告されている．癌の切除，治療後に多発していた脂漏性角化症が消褪することもある．ちなみに，脂漏性角化症自体は別名，老人性疣贅というように老化によって生じる皮膚良性腫瘍であり，アジア人であれば80歳以上の高齢者ではほぼ全員に認める．各々のダーモスコピーでは comedo-like opening や multiple milia-like cysts など，脂漏性角化症に特徴的な所見を認めることができる（図 2c）．数ヵ月のうちに瘙痒を伴う脂漏性角化症が急激に多発する症例では，内臓悪性腫瘍の発症を念頭に全身検索が必要である．

4) 皮膚筋炎

　皮膚および骨格筋を障害する慢性炎症性疾患であり，いわゆる膠原病に分類される．成人例の30〜40％，50歳以上の症例ではさらに高率に内臓悪性腫瘍を合併することが知られており，

180

4 がん患者と皮膚病変

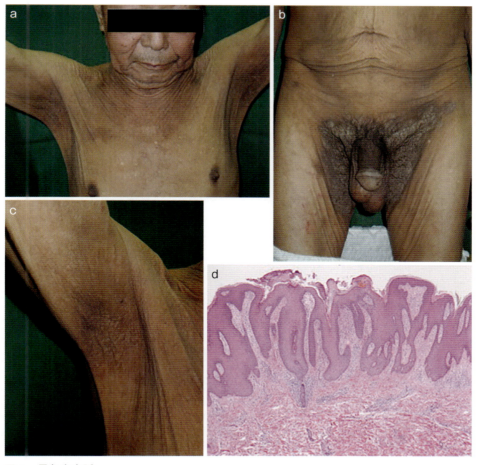

図1 黒色表皮腫
　a〜c：頸部，腋窩，鼠径に黒褐色でザラザラとした質感の角化局面を認める．
　d：表皮の乳頭腫，角質の増殖，基底層の色素沈着を認める．
（東京慈恵会医科大学皮膚科学教室 関山紘子先生よりご提供．東京地方会第878回例会にてご発表の「胃癌に合併した悪性黒色表皮腫の1例」における症例）

その検索は重要である．胃癌，乳癌，肺癌，悪性リンパ腫などの合併頻度が高いとされる．
　多彩な臨床像を呈し，初期の皮疹での診断確定は困難であることが多い．主な皮膚症状としては，顔面，特に眼瞼，眼周囲の浮腫性紫紅色斑［ヘリオトロープ疹（heliotrope rash）］，両指関節背面の扁平隆起性丘疹［ゴットロン徴候（Gottron's sign）］が特徴的である（図3a, b）．また，肩〜上背部や前胸部にショールをまとったように浮腫性紅斑を生じることもあり，shawl sign，V-neck sign と呼ばれている．微小血管の血管炎を機序として，爪上皮に点状の出血が認められることもある（図3c）．筋症状としては体幹，四肢近位筋での対称性の筋力低下や筋痛が認められる．このため，階段の昇降や立ち上がりに困難を生ずることがある．
　近年，皮膚筋炎に対して，新たに報告された疾患特異的自己抗体に anti-transcriptional intermediary factor 1-γ antibody（抗 TIF1-γ 抗体）がある．抗 TIF1-γ 抗体陽性の成人例では約60％

181

第 V 章　高齢者によく見られる合併症と皮膚病変の関係

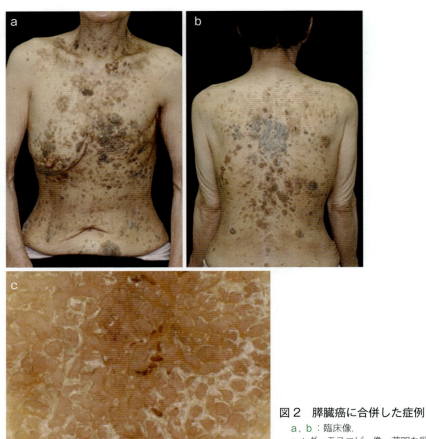

図2　膵臓癌に合併した症例
　a，b：臨床像．
　c：ダーモスコピー像．著明な乳頭腫をきたしているため脳回状に見える．左乳癌の既往もある．

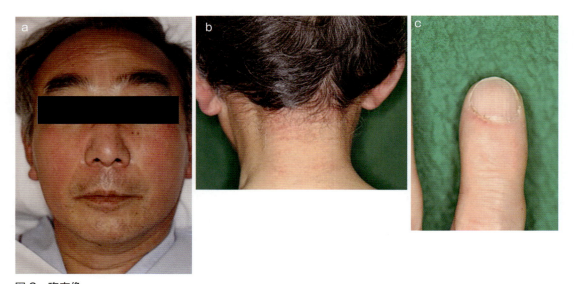

図3　臨床像
　a，b：抗 TIF1-γ 抗体陽性で，胃癌に合併した症例．前額部と頬部の紅斑と浮腫が著明で左上眼瞼にはヘリオトロープ疹を認める．耳介から項部にかけても紅斑を認める．
　c：左第2指爪上皮の点状出血．

で悪性腫瘍が認められるとされる[5].

文献

1) 北村啓次郎：デルマドローム（dermadrome）─皮膚病変と基礎疾患. Visual Dermatology **2**: 658-661, 2003
2) 三橋善比古：デルマドロームの概念. 皮膚病診療 **31**: 795-798, 2009
3) Christine A. DeWitt: Cutaneous Manifestations of Internal Malignant Disease, Cutaneous Paraneoplastic Syndromes. Fitzpatrick's dermatology in general medicine, 7th Ed, Klaus Wolff et al, The McGraw-Hill Companies, p.1493-1507, 2008
4) 大塚藤男：皮膚科学. 第 10 版. 金芳堂. p.360-362, 2016
5) Fujimoto M et al:, Recent advances in dermatomyositis-specific autoantibodies. Current Opinion in Rheumatology **28**: 636-644, 2016

第VI章
在宅医療現場における
皮膚科的対処の心得

第Ⅵ章　在宅医療現場における皮膚科的対処の心得

1 在宅医療者が知っておきたい皮膚の診かた

安部正敏

ここが大事！

- 在宅皮膚科診療においては，皮膚のみに終始せず，患者が置かれた生活環境，身体機能や認知機能を十分に把握する．
- 在宅皮膚科診療においては，高齢者に生じやすい皮膚疾患を念頭に，訴え以外についても必要に応じてチェックする．
- 在宅皮膚科診療においても可能な限り診察環境を整えたうえで診療を行う．

　在宅医療における皮膚疾患においても，その基本は診療室と何ら変わることはない．当たり前であるが，皮膚症状を記載皮膚科学により分析し，正常と異なる皮疹について病理組織学的視点を踏まえ三次元で捉え，鑑別診断を行い，正しい診断に導く．時に，皮膚生検を行い病理組織学的に診断する場合もある．そして，正しい診断に基づき，適切な治療を選択することに尽きる．

　しかし，在宅患者の場合，適切なスキンケアが行われていない場合や，皮膚疾患を患者家族が自覚していない場合，また在宅であるがゆえに注目しなければならない注意点もある．本項では，在宅医療における皮膚科診療のコツを実践的に記載する．当然エビデンスレベルは高くなく，また筆者の主観が多く入ることとなるがご容赦いただきたい．

1) 生活環境

　在宅医療は当然であるが，患者の生活環境のなかで診療することとなる．患家を訪問した際，まずその居住空間が診療の大きなヒントとなる．在宅医療患者の多数を占める高齢者は，その皮膚の生理学的変化から表皮は乾燥傾向に向かうが，患者の生活環境が適切な湿度に保たれているかどうかが皮膚トラブルを惹起するか否かの大きな要因となる．室内の清掃ができているかどうかはもちろんのこと，入浴環境とその頻度などを聴取する．独居老人やいわゆる老々介護では難しいものの，介助する家族が存在する家庭では，生活環境の指導だけでも治療やケアのモチベーションが上がるものである．臥床時間が長い患者の場合，寝具のチェックも重要であり，褥瘡の発生のリスクを知ることができる．ハイリスクと判断した場合には，適切な体圧分散寝具の使用を検討しなければならない．

　体圧とは，体表接触面において生ずる垂直方向の力のうち，重力により生ずるものである．つまり，人間が地球上に生活するうえにおいて，臥位をとった場合には避けられない力である．体圧分散とは，文字どおり体圧を分散させることであり，つまり体重を軽くするか，接触面積を広くすることによるが，当然医師の指導としては後者が重要である．圧分散寝具は，適切な圧力によりマットが体表の凹凸により沈み順応することで，接触面積を拡大することで体圧分

186

1 在宅医療者が知っておきたい皮膚の診かた

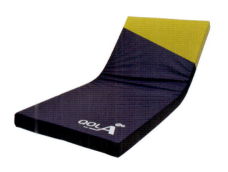

図1　静止型マットレス
写真はウレタンフォームマットレス　キュオラ
（提供：株式会社ケープ）

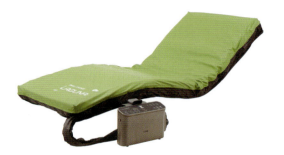

図2　圧切換型マットレス
写真はエアマットレス　ラグーナ　スモールチェンジを
機能搭載する最新型機種
（提供：株式会社ケープ）

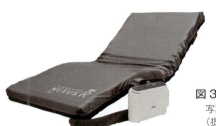

図3　圧切換型マットレス
写真はエアマットレス　ネクサスR
（提供：株式会社ケープ）

散を図るための寝具である．また，それ以外にも接触部位を変えることでより接触圧を軽減することも可能となる．体圧分散寝具の使用に際しては，使用者の骨突出や拘縮，浮腫の有無，その他個々の身体的特徴を評価し助言する必要がある．

　体圧分散寝具には静止型と圧切換型がある．静止型とは，使用者の身体がマットに沈み込むことで，体表面積をより広くマットに接触させることで圧分散を図ることができるタイプである（図1）．一方，圧切換型は，身体とマットとの接触部位を自動的に変更する機能を有しており，同一部位にかかる圧を減少させることができるタイプである（図2，図3）．当然圧切換型がより適応範囲が広いが，価格の問題もあり在宅においては使用者の自立度に応じた選択が必要となる．

　褥瘡予防を患者家族の定期的な体位変換に委ねることは，その労力から考えても大変なことであり，医療従事者の適切なアセスメントによる指導と生活環境改善が何より重要である．

2) 患者の評価

　次に患者を診察するうえにおいて，まず患者自身の評価を行う．既往歴や基礎疾患の有無はもちろん，重要なのは自立度に加え，身体機能や認知機能の低下の有無，コミュニケーション能力や理解力を把握する．また，患者の平均的な日常生活の流れや施行，職業歴なども聴取する．在宅で重要な点は，たとえば外用療法を行ううえにおいても，患者や患家の能力に応じ，時に

第VI章　在宅医療現場における皮膚科的対処の心得

簡略化したり，時に OTC 薬など市販品の使用なども考慮することである．また，前述の褥瘡においては体動制限があり，特に痩せている患者は骨突出が著明となるため，体位変換を行うだけでは褥瘡を予防できない場合も多く，マットレスの選択はもちろん，栄養指導を行う必要も出てくる．

3) 皮膚科診察

　以上を踏まえ，皮膚の観察を開始する．時間が限られる場合は，一般診療同様患者もしくは家族の主訴を踏まえ，それを主眼に診療を行うこととなるが，可能であれば特に初診時などには皮膚全体を評価しておきたいものである．在宅高齢者に多い皮膚トラブルとしては，A. 加齢による皮膚生理的変化による皮膚トラブル，B. 皮膚表在性感染症，C. 物理的皮膚損傷，D. 皮膚悪性腫瘍などがあげられ，これらを的確にかつ短時間で評価するスキルが求められよう．

A.　加齢による皮膚生理的変化による皮膚トラブル

　高齢者皮膚では，組織学的および生理学的変化が起こり，バリア機能の低下した皮膚となるため，スキンケア指導は大変重要である．高齢化により組織学的には，表皮の菲薄化と表皮突起の平坦化，真皮乳頭層の毛細血管係蹄の消失，皮脂分泌やセラミド，天然保湿因子の減少が起こり，その結果バリア機能が低下する．まず，全身の皮膚を観察し鱗屑の有無を十分に観察する．時に顔面のみを見て判断しがちになるが，元来顔面は脂漏部位として比較的ドライスキンになりにくい部位であるため，必ず全身を観察する．

　また，真皮では生理的老化と光老化の2つのメカニズムが存在し，細胞外基質関連蛋白の組成変化が起こり，その結果外力に弱いいわゆる "脆弱な皮膚" となる．皮膚科医は加齢による真皮の変化について，その皮疹の形態から，病理組織学的変化を把握してきた．たとえば血管脆弱性からくる変化は "老人性紫斑" という病名により認識してきたが，近年看護領域で "スキン-テア" という用語がクローズアップされている[1]．この用語は国際疾病分類（International Statistical Classification of Diseases and Related Health Problems：ICD）第 10 版に収載されたものではなく，正式病名としては用いない．スキン-テアとは，皮膚の裂傷であり脆弱な皮膚を有する患者において，軽微な外力により生ずる創傷と捉えることができる[2]．その定義は，「主として高齢者の四肢に発生する外傷性創傷であり，摩擦単独あるいは摩擦・ずれによって，表皮が真皮から分離（部分層創傷），または表皮および真皮が下層構造から分離（全層創傷）して生じる」とされる[3]．通常周囲には紫斑を伴うことが多い．スキン-テアが生ずる原因には，皮膚の生理的老化に加え，光老化が大きく関与する[3]．すなわち，患者に日光弾性線維症を示唆する皮膚所見，すなわち項部菱形皮膚や Favre-Racouchot 症候群の存在を十分に観察することが重要である．また，副腎皮質ステロイド治療歴の聴取も忘れてはならない．

B.　皮膚表在性感染症

　在宅患者においても，皮膚感染症は極めてありふれた疾患である．足白癬や体部白癬の有無をチェックすべく，足底の肥厚した鱗屑や趾間の小水疱および鱗屑，軀幹や陰股部を中心とし

188

た周囲に鱗屑を伴う環状紅斑の存在は見逃してはならない．入浴できない患者において発症が懸念される疥癬については，手掌や指間の疥癬トンネルや水尾徴候の有無を観察するとともに，陰嚢や大陰唇などの外陰部の小丘疹の存在の有無を確認する．さらに失禁している患者においては，おむつ部皮膚のチェックを忘れてはならない．

近年看護領域では，IAD（incontinence-associated dermatitis）と呼ばれる概念が広がっている．これは尿または便（あるいは両方）が皮膚に接触することにより生じる皮膚炎とされているが，この概念には一般的な一次的もしくはアレルギー性接触皮膚炎，物理化学的皮膚障害，皮膚表在性真菌症を包括概念であることに注意すべきであり，皮膚科医であればこれら疾患を鑑別しなければならないのは当然のことである．

C. 物理的皮膚損傷

在宅高齢者においては，前述のとおり褥瘡やいわゆるスキン-テアの評価が重要となる．前者であれば仙骨，大転子部，踵部など骨突出部位における皮膚潰瘍の有無，後者であれば前腕などにおける紫斑や皮膚びらんや潰瘍の有無を観察する．この際，患者が使用している耐圧分散寝具を把握することも重要である．

a）静止型マット

①ウレタンフォーム（図1）：自力体位変換が可能な方に用いる．マットによって反発力が異なるため，組み合わせて使用することで，個々に応じた安定感を得ることが可能．

②ゲル：主に自力体位変換が可能な方に用いる．ずれ力の吸収に優れているほか，耐久性が高いという利点がある反面，ある程度厚みがあるとベッド自体が重くなる．

③ウォーター：主に自力体位変換が不可能で，ベッドアップを45°以上とする方に用いる．水の量に応じて耐圧調整が可能であるが，水温の管理や，マット自体の重量が重いなどの欠点がある．

b）圧切換型マット

①エア（図2，図3）：主に自力体位変換が不可能で，ベッドアップを45°以上とする方に用いる．空気の量により，使用者毎に応じた体圧調整が可能．また多層セル構造のマットであれば低圧保持も可能．

体圧分散寝具を用いても，正しい使い方をしなければ，褥瘡の発生リスクは高まる．体圧分散寝具が正しく作動しているかを定期的にチェックする必要があり，少なくとも朝夕，就寝前に確認するように指導する．特にマット内圧に関しては，中指をマットレスの下に差し込み，仙骨部において2.5 cm曲げることで骨突出部位にやっと触れるように調整する．

D. 皮膚悪性腫瘍

在宅患者における皮膚腫瘍は見逃してはならない．時に患者や家族は，湿疹やカビと自己判断し，医療者に訴えないことも多く，初診時のみならず，定期的に全身皮膚を観察すべきである．

紫外線による皮膚障害である日光角化症は日常高頻度に見られる皮疹であり注意を要する．放置すると後述の有棘細胞癌に移行することもある．高齢者の主に顔面に鱗屑を付す紅斑が存

在する．湿疹と間違えられることが多いが，瘙痒は見られないことが多い．最近では日光角化症に対する外用療法が著効するため，早期の治療が求められる．

有棘細胞癌は高頻度に見られ，症状の進行とともに潰瘍化する．皮疹は通常周囲より隆起する大小様々な腫瘍で，その無秩序な増殖からカリフラワー状となり中央部が潰瘍化する．有棘細胞癌はほとんどの場合発生母地があり，紫外線，熱傷などの瘢痕や砒素などが原因となり，詳細な問診が不可欠である．

基底細胞癌も高齢者を中心に比較的高頻度に遭遇する皮膚癌である．露光部で体の中央部に好発することが多く，潰瘍化する場合も多い．ただし，有棘細胞癌と異なり全身に転移する頻度は少なく，きちんと外科的治療を行えば予後は良好である．皮疹の特徴として，辺縁部に黒色の小丘疹もしくは色素斑が取り囲む所見が見られ，診断的価値が高い．

乳房および乳房外 Paget 病は一見湿疹病変や真菌症に似るため，誤診されている場合も多い．比較的大きい紅斑であり，時に湿潤化や潰瘍形成が見られる．高齢者において，乳房や外陰部に紅色皮疹を診たときには必ず鑑別すべき疾患である．

良性腫瘍でも潰瘍が見られる場合がある．異物肉芽腫は，真皮内に棘や金属などの異物が存在することでできる肉芽腫であるが，表面が潰瘍化することも多い．この疾患も丁寧な問診が必要不可欠であり，異物を除去することで速やかに治癒する．

4) 在宅現場での皮膚のみかた

在宅で行う皮膚科診療の大前提として，十分皮膚が観察できる明るい環境のもと，手軽に持ち運べるダーモスコピーなどを駆使し，少しでも外来診療室での診療に近づける工夫が質の高い診療を可能にすることはいうまでもない．

文献

1) 真田弘美：なぜいま，スキンテアに注目したいか．Expert Nurse **31**: 74-78, 2015
2) Ratliff CR, Fletcher KR: Skin tears: a review of the evidence to support prevention and treatment. Ostomy Wound Manage **53**: 32-40, 2007
3) Koyano Y et al: Exploring the prevalence of skin tears and skin properties related to skin tears in elderly patients at a long-term medical facility in Japan. Int Wound J doi: 10.1111/iwj.12251, 2014

2 皮膚科在宅現場

種田明生

ここが大事！

- 患者在宅訪問に必要な患者者情報，保険診療に必要な情報，介護保険の確認，ケアマネジャー・訪問看護・他科医師を把握する．
- 往診に必要なカバンの中身として，衛生材料，医療器具など，書類の確認を忘れずに行う．
- 在宅診療に必要なことは他職種連携と，家族とのコミュニケーションである．
- 常にキーパーソンを把握せよ．すべての決定はキーパーソンが中心である．
- 訪問したら，常に患者・家族の話をよく聞き，説明をしっかりと行う．
- 医療以外の話もすべし．和やかな話題はよい信頼関係を築く．
- 治療の中心は家族である．家族は医療職ではないので，処置は simple is best.
- ケアマネジャー，訪問看護とは普段から親しくする．相談はいつでも受けるつもりでいる．
- 在宅関係の会議，集まりには常に参加せよ．他職種連携，知識の向上に役立つ．
- 皮膚科在宅診療は社会から求められていることを忘れるな．

VI 在宅医療現場での心得

　皮膚科の在宅医療現場における，寝たきりないし寝たきりに近い高齢者の診療につき通常の診療とは異なる点，また皮膚科在宅診療の皮膚科医としての対処，心得を解説する．在宅診療を必要とする寝たきり高齢者は，体が動かせない，認知症がある，会話が普通にできないというケースが多く，在宅診療の際は必ずキーパーソンになる家族の方を決めることが必要である．時にキーパーソンになる家族が同様の身体不自由，難聴，物忘れなどを有していることも多く，老々介護の問題点ともいえる．これに加え在宅診療には他科の医師，訪問看護師，ケアマネジャー，ヘルパーなどと連携を取りながら現場で治療を行う，生活指導もする必要がある点が外来と異なる点である．

　「1. 依頼を受ける際必要なこと：事前の準備」，「2. 当日訪問する前，訪問時必要なこと」，「3. 実際の診療，処置，指示」，「4. 診察・処置終了後患者宅から帰るまで」，「5. 後日必要なこと」，「6. 施設への訪問」これらの要点につき順を追って解説する．参考のため，私のクリニックの在宅実績は1ヵ月に居宅30人程度，施設70〜80人程度で患者により月数回訪問あり上記の延べ数は月に130〜140回程度で，これらの経験から得たことを述べる．在宅診療に関するレセプト請求，褥瘡に関してのケア用具に関しては他著書を参考されたい．

1. 依頼を受ける際必要なこと：事前の準備

　まず在宅診療の依頼を受ける際の必要事項を記載する．患者情報（氏名，生年月日，住所，電話番号一つながる番号），家族連絡先，ケアマネジャー，訪問看護，内科主治医などいれば連絡

先が必要である．もちろん，保険証情報，公費介護保険の詳細も必要．依頼元（家族以外にも施設，ケアマネジャー，訪問看護から依頼あり）の連絡先・氏名，電話番号も忘れないように記載する．在宅診療を依頼する疾患（褥瘡，疥癬，紅皮症など）できれば処方薬情報，現在ある他の疾患などの情報も必要である．筆者のクリニックで使っている江畑俊哉先生が作成した往診依頼書の改変（図1）を参考資料として示す．患者情報よりカルテを作成する．キーパーソンになる方と相談し在宅の日時を決める．ここまでが事前の準備である．

2．当日訪問する前，訪問時必要なこと

在宅当日，事前に何時ごろ訪問できるか連絡を入れる．患者・家族によっては前回決めた予定を忘れている，急な入院，急に亡くなられて連絡がないこともしばしばあり，訪問したら誰もいないといった経験もある．電話はすでに述べたように連絡のつく方を決め，自宅にいない場合には家族の携帯で確認をする．道路状態，患者の状態により一軒あたりの時間を，居宅は一軒30分程度で計算し概算の時間を連絡する．施設も依頼された人数で一施設の概算時間を算出する．最初の訪問の際は駐車場の有無，道路に止められるか否かといった情報も必要である（事前に地区医師会に緊急往診用の駐車禁止除外車両の標章申請を行い，車に置いておくことが必要）．

往診カバンの中身を確認は，①駐車禁止除外車両の標章，②カルテ（患家の地図，予診票，訪問診療同意書含む），③筆記類，④衛生材料（各種ガーゼ，テープ，包帯，ネット包帯，ドレッシング材，ソフラチュール，止血用スポンゼル，ニチバンのチュウシャバン各サイズ，⑤消毒済，外科用ハサミ，コッフェル，ピルツ摂子，通常摂子，リストン型爪切り，クレドー，⑥各種処置用薬剤（皮膚潰瘍薬剤，抗生物質軟膏，ステロイド軟膏など），⑦携帯用のライト（暗い家も多い），財布，小銭入れなど，である．

3．実際の診療，処置，指示

さて現場に到着しても，最近多いのはアパート，自宅でもまったく氏名の表示がない，あっても同居の方の氏名のみというケースである（これは事前に確認）．この場合は電話で到着を知らせる．近くに駐車場がない場合は往診駐車禁止除外車両の標章を車の目立つ場所に置いておく（これをしないと駐車禁止の罰金を払うことになる）．自宅に入ったら自己紹介をし，キーパーソンになる方がどなたか確認する（娘，時に息子，あるいは配偶者がほとんど）．

診察は仙骨部褥瘡を例に説明する．必ず把握することは，患者の生活環境，介助を受けているか否かということである．認知症が進み「何しに来た」，「何をする」などといわれることもあるが，このような会話を上手にこなすのも医師の腕である．認知症を含め患者の状態を診察の間に把握する．具体的には移動（寝たきりか，座れるか，車いすで移動可能か，伝い歩きはできるか），食事（自分で食べられるか，介助か，きざみ食か流動食か，経管か），排泄（バルーン，おむつ，介助でトイレ，自力でトイレなど）である．症状改善のためにどのような職種と連携をとるかを把握するのも医師の務めである．特に褥瘡では上記の把握が重要である．患部を診て処置をするが，通常訪問できるのは2週に1回程度，その間は患者の家族が主体で処置をするので実際の処置を診てもらい覚えてもらう．処置については詳細は省くが医療職ではないの

2 皮膚科在宅現場

往 診 依 頼 書

日付: 　年　月　日　　　カルテ ID（医院にて記載）: ＿＿＿＿＿＿＿＿

ふりがな

◎患者氏名（　　　　　　　　　　　　　　　）年齢（　　　　）性別：男・女

◎生年月日（明 大 昭 平　　年　　月　　日）

◎住所（　　　　　　　　　　　　　　　　　　　　　　　　　）

（自宅 ・ 介護施設）　　　　　　駐車場 （有 ・ 無）

◎電話番号（　　　　　　　　　　　　　　　　　　　　　）

◎家族 （氏名 続柄 電話番号　　　　　　　　　　　　　　　　）

　可能でしたら携帯も　　　　　　　　　　　　　（同居 ・ 別居）

◎ケアマネジャー　（氏名 電話番号　　　　　　　　　　　　）

◎主な介護者 （氏名 続柄 電話番号　　　　　　　　　　　　）

◎訪問看護ステーション（氏名・名称 電話番号　　　　　　　）

◎往診主治医（内科）（氏名・名称 電話番号 ）

◎往診をご依頼される理由をお書き下さい。（例：皮膚炎, 褥瘡, 疥癬など）

（　　　　　　　　　　　　　　　　　　　　　　　　　　　）

○既往歴（　　　　　　　　　　　　　　　　　　　　　　　）

○処方薬（可能でしたら　　　　　　　　　　　　　　　　　　）

◎その他 連絡事項 （　　　　　　　　　　　　　　　　　　　）

　◎保険証情報（医療保険）

保険者番号 （　　　　　　　　）保険区分（　　　　　　　　　）

記号 （　　　　　　　　）番号 （　　　　　　　　）

取得日（　　　　　）有効期限 （　　　　　）負担率 （ 1・　 3 割）

◎公費 （障害者受給者証など）　ある方のみ記載

負担者番号 （　　　　　　　）公費区分 （　　　　　　）

受給者番号 （　　　　　　　　　　）

取得日（　　　　　）有効期限 （　　　　　　）

◎介護保険

保険者番号 （　　　　　　　　　　　　　）

被保険者番号 （　　　　　　　　　　）

介護度 （　　　　　）認定有効期間 （　　年　　月　　日 ）

◎依頼者　　　（氏名、　　　　　連絡先住所、

電話番号、　　　　　　　　　可能なら携帯も ）

　家族、ケアマネ、訪問看護、医師, 施設、

可能でしたら保険証、介護保険コピーをファックスでお送り下さい）

皮膚科・在宅　　種田 医院　　電話03－3316－＊＊＊＊

ファックス　　03－3316－＊＊＊＊

図1　往診依頼書

VI 在宅医療現場での心得

第Ⅵ章　在宅医療現場における皮膚科的対処の心得

で処置は simple is best を心がける．訪問看護が入るときはもう少し複雑な処置でも可能である．褥瘡の場合のデブリドマンであるが出血を伴うような処置はできれば避けたほうがよい．もちろん褥瘡がどのようにできるかを説明し，これを防ぐ，治すためにどのような生活，器具が必要か説明する．器具の貸与は介護保険を使うのでケアマネジャーと後日相談する．この際高度の褥瘡では訪問看護も頼まなければならず，この点も後日ケアマネジャー・訪問看護と相談する．

4. 診察・処置終了後患者宅から帰るまで

　診察，処置終了後，訪問診療の際は次回までの十分な衛生材料を渡し（寝たきり老人処置指導料では患家に衛生材料を無償で渡すことが必要と療養規定に記載されている），できるだけ処置に必要な物を1ヵ所にまとめる．通常処置に必要な物がまとまっていないため，物探しが始まることが多い．会計の説明も必要である．1割，3割負担では当然支払金額が異なる．さらにケアマネジャーと連絡を取り合うことで生じる居宅介護指導料についても，負担割合が1割，2割と異なるのでケースにより患者の負担は変わる．当然その場で必要な薬剤の処方箋を発行し，当日の会計，明細を渡す．個人宅はその日に清算が多いが，施設では次回あるいは月毎の清算もある．訪問診療で注意すべきことは医療保険・介護保険の変更などで負担が変わっても，こちらから確認しないと変更の連絡がないケースが多いことである．レセプトが返戻になるため頻回に確認する．訪問診療は計画的な訪問であるため，次回を決めておく．医師と患者・家族の予定で一応決めて，都合の悪いときは連絡し合うことにする．筆者は意識のある患者にはスキンシップが大事と考えているので，握手，ハイタッチを患者とすることにしている．何回か行くと帰りに患者から手が出て笑顔でハイタッチをするケースもある．在宅診療をしてよかったと思う瞬間である．最後に在宅用の名刺（通常より大きい字で氏名，住所，電話番号，ファックス番号，メールアドレス，地図の入った自作名刺を必要枚数渡す（患者自宅用，ケアマネジャー用，訪問看護用，他科の医師用など）．訪問診療同意書のサインも必要である．あとでケアマネジャー，訪問看護にクリニックへ電話連絡をするよう伝え終了である．当日あるいは次の日にレセプトに入力する．

5. 後日必要なこと

　在宅終了後2～3日の間にケアマネジャー，訪問看護から連絡が入るので連絡先の確認と今後のことにつき説明し連携を取り合えるようにする．気になることがあれば気軽に電話をするように伝える（筆者は「いつでもどうぞ」と言っている．遠慮して変化があったときに連絡がないと増悪，治療に時間がかかる結果になるが，意外と電話を遠慮するようである）．ケアマネジャーから介護に関する状態の報告書が来るが，医師はケアマネジャーと連携する介護保険での居宅療養管理指導書を記載しケアマネジャーに手渡しあるいは送付する．訪問看護からは訪問看護指示書（週3回以上の訪問看護は特別訪問看護指示書）が届くのでこれを記載する．これがないと訪問看護ができない．電話で打ち合わせて，時には一緒に訪問できればよいが，互いに忙しく時間が合わないことが多いので頻繁に電話で連絡を取ることが望ましい．手紙，メールなどの文書は急がないときはよいが，急ぐときは当然電話が便利である．

6. 施設への訪問

　施設への往診はクリニックの形態（支援診療所，通常診療所など），施設の形態（有料老人ホーム，特別養護老人ホーム，老健など），患者の数（1人，2人以上），疾患（癌末期は人数外）により，レセプト上の会計が複雑で順列組み合わせ状態になるので，依頼元に確認が必要である．特別養護老人ホームからの依頼が多くあるが，すでに配置医師がいるため，訪問診療が査定されることがあり，できれば皮膚科の配置医師になり給料制にしたほうがよいようである．

　在宅をしていてよく記載する書類は介護認定用の書類である．すでに介護区分が決まっている方でも途中で区分変更のために記載が必要になる．ほとんどはチェック入力であるが，最後の文章で現状をきちんと説明することが区分変更で重要になる．

第Ⅵ章　在宅医療現場における皮膚科的対処の心得

3 日本臨床皮膚科医会での在宅医療の取り組み

袋　秀平

ここが大事！

- ■「時々病院，ほぼ在宅」が超高齢社会を迎えての厚生労働省の方針であり，在宅医療は皮膚科医にとっても避けて通れない．
- ■実際の往診ができなくても，地域医療連携の輪に加わる，訪問看護師の相談を受ける，地域での勉強会を開くなどの活動はできる．
- ■日本臨床皮膚科医会在宅医療委員会は，様々なアプローチで皮膚科在宅医療の底上げを目指して活動している．

　日本臨床皮膚科医会（以下日臨皮）在宅医療委員会設立以来の活動について，主な内容を紹介する．詳細についてはそれぞれの文献を参照されたい．

1) 皮膚科医の往診・在宅医療の実態・意識調査（平成11〜13年度，20〜21年度，28〜29年度）[1〜3]

　平成12年，20年，28年と各8年間隔で，日臨皮会員を対象に往診・在宅医療に関する調査を行った．3回にわたる調査においてはほぼ同様の内容の質問をしており，その回答内容の変遷を比較すると非常に興味深い．主なものを列挙する．

A.「往診をしない理由」について（表1）

　「日常の診療で手一杯」「体力的に問題がある」「患者からの依頼がない」が，いずれの調査においても上位を占めているが，「患者からの依頼がない」という回答が，初回調査（平成12年）では44.9％であったのに対し3回目（平成28年）には17.5％に低下しており，往診の需要が高まっていることについては理解されているように感じる．

B.「往診をする人の年代分布」（図1）

　往診する皮膚科医を世代別に見た場合，最も多い世代は，初回調査では40歳代，2回目（平成20年）は50歳代，3回目は60歳代となっている．

C.「条件が整えば往診の意向があるか」（図2）

　往診の意向がある，と回答した割合が，初回調査から2回目，3回目と低下している．B.と合わせて，往診する皮膚科医の高齢化と減少が懸念される．

3 日本臨床皮膚科医会での在宅医療の取り組み

表1 往診できない理由（複数回答）

	平成12年（%）	平成20年（%）	平成28年（%）
日常の診療で手一杯である	52.3	73.2	69.5
体力的に問題がある	31.9	42.5	33.9
患者からの依頼がない	44.9	27.4	17.5
往診・訪問診療では十分な医療ができない	1.8	10.8	13
道路事情や交通など移動の手段に問題がある	11.9	15.7	12.5
ひとりで見知らぬ家を訪問するのは怖い	4.9	8.9	9.1
往診時における保険請求方法がわからない	―	4.6	8.4
経営的にメリットがない	5.4	5.5	7.5
はじめから往診する意思はない	8.8	6.2	6.7
意欲がわかない	4.2	6.8	6
皮膚科の往診は必要ないと思う	3.3	1.2	0.2
勤務先に往診のシステムがない	―	―	19
その他	―	―	5

（篠田　勧ほか：日臨皮会誌 35: 124-131, 2018[3] を参考に作成）

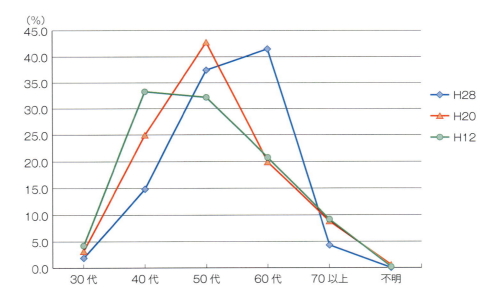

図1　往診する皮膚科医の年代
　　　（篠田　勧ほか：日臨皮会誌 35: 124-131, 2018[3] を参考に作成）

第Ⅵ章　在宅医療現場における皮膚科的対処の心得

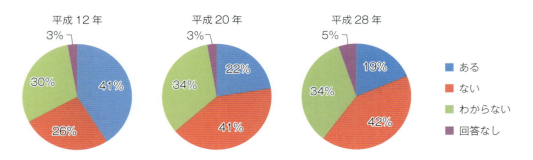

図2　今後条件が整えば往診する意向はあるか
（文献2，3を参考に作成）

2) 高齢者施設，および在宅高齢療養者における皮膚病の有病率調査（平成14～15年度，16～17年度）[4,5]

A．高齢者施設

60ヵ所の高齢者施設（介護老人福祉施設54％，介護老人保健施設24％，介護療養型医療施設13％，など）に，1都1府4県の38名の調査協力医が直接訪問し，皮膚疾患の有無，皮膚科的治療の必要性などについて調査した．当時の厚生労働省の統計表によれば介護老人保健施設における皮膚および皮下組織の疾患は0.1％とされていたが，本調査での有病率は70.1％であった．

B．在宅高齢療養者

在宅の高齢者の調査については，日本看護協会の協力を得て，看護協会立の訪問看護ステーションに依頼した．まず調査協力医が訪問看護ステーションに出向いて皮膚疾患に関する講義を行い，訪問看護師が利用者の皮膚疾患について調査する形をとった．その結果，在宅においても70.5％に何らかの皮膚疾患が見られることが判明した（図3）．

上記の2つは，在宅療養者や施設入所者の皮膚疾患有病率の高さを証明したもので，現在でもよく引用されるデータである．

3) 在宅療養者に見られる皮膚疾患についてのCD（平成18～19年度，28～29年度）

当初は2)-B.で述べた，訪問看護ステーションでの皮膚疾患について講義を行う際の資料として作成された．在宅でよく見られる皮膚疾患について症例写真を数多く掲載してあり，その後，日臨皮会員が各地域などで在宅医療に関する講演をする際の素材を提供することを主目的に平成19年に各都道府県担当者に配布した．内容については平成29年にアップデートを行った．当初はCDを配布していたが，現在はホームページからダウンロードできるようになっている．

3 日本臨床皮膚科医会での在宅医療の取り組み

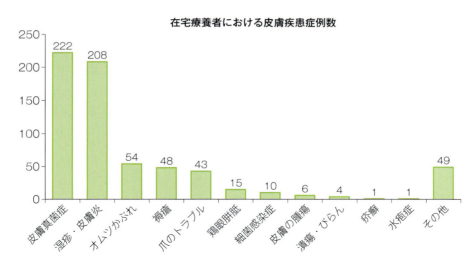

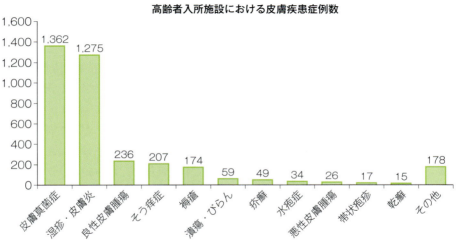

図3 在宅と高齢者入所施設における皮膚疾患症例数
（文献4, 5を参考に作成）

4) 訪問看護ステーション・居宅介護支援事業所に対するアンケート（平成24～25年度）[6]

　往診・在宅医療を円滑に行ううえで，訪問看護師やケアマネジャーとの連携は極めて重要である．これらの職種の皮膚科の在宅医療に対する意識・認識を調査するためにアンケートを実施した．その結果，皮膚科医による往診・在宅医療のニーズは高い（図4）がその需要を十分に満たしているとはいえず，疾患としては特に褥瘡，湿疹・皮膚炎，真菌症などにおいて皮膚科医の介入が必要とされていることが判明した．

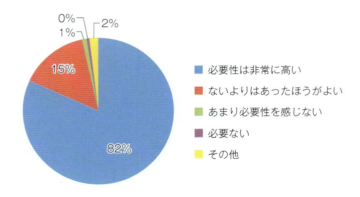

図4　訪問看護ステーションの回答・皮膚科による往診は必要か
（船井龍彦：日臨皮会誌 31: 392-400, 2014 [6]）を参考に作成）

5) 勤務医の在宅医療に関する意識調査（平成26〜27年度）[7]

　勤務医は「将来の開業医」であると考えられるため，日本皮膚科学会専門医主研修施設（大学病院）および専門医研修施設の勤務医を対象に現状の在宅医療への参画状況と将来的な参画に関する考えなどを調査し，40歳未満と40歳以上に分けて分析した．現状については勤務施設の制度にもよるため約9割が往診をしていなかった．しかし7割以上が「皮膚科往診はできるだけしたほうがよい」と回答し，往診の必要性については十分認識されていた．また，往診の見学機会があれば利用したいかという設問に対して若い世代に「はい」という回答が多く（図5），開業した場合に往診を検討するかという問いには初めから「検討しない」は数％で，「検討すると思う」「そのときに判断する」を合わせると90％を超えていて，往診に対する意識の高さがうかがわれた．

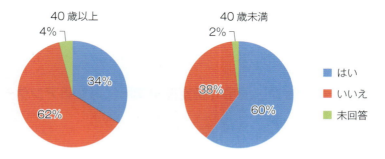

図5　勤務医アンケート：往診を見学する機会があれば利用したいか
（篠田 勧：日臨皮会誌 34: 374-381, 2017 [7]）を参考に作成）

文献

1) 山本　泉ほか：皮膚科医の往診・在宅医療の実態，意識調査（平成 12 年度）報告書．日臨皮会誌 **69**: 225-234, 2000
2) 森田健司ほか：皮膚科の往診・在宅医療の実態・意識調査（平成 20 年度）（Ⅰ）．日臨皮会誌 **27**: 81-87, 2010
3) 篠田　勧ほか：平成 28-29 年度在宅医療委員会報告　皮膚科医の往診・在宅医療の実態，意識調査（平成 28 年度）報告書（Ⅰ）．日臨皮会誌 **35**: 124-131, 2018
4) 今井龍介：高齢者における皮膚科医療の現状と問題点　Ⅱ．高齢者施設への訪問調査　．日臨皮会誌 **81**: 252-257, 2004
5) 柳澤宏実ほか：在宅療養者における皮膚疾患実態調査　日本臨床皮膚科医会・日本看護協会との共同事業（在宅療養者の皮膚疾患罹患状況と対応の現状）．日臨皮会誌 **24**: 245-252, 2007
6) 船井龍彦：在宅医療委員会報告　皮膚科の往診・在宅医療に関する訪問看護ステーション，居宅介護支援事業所対象のアンケート調査．日臨皮会誌 **31**: 392-400, 2014
7) 篠田 勧：平成 26-27 年度在宅医療委員会報告　勤務医の在宅医療に関する意識調査．日臨皮会誌 **34**: 374-381, 2017

第Ⅵ章　在宅医療現場における皮膚科的対処の心得

 在宅医療の仕組みと診療報酬算定

服部尚子

ここが大事！

- 在宅医療は介護保険制度により支えられている．
- 介護保険は自治体の窓口に患者・家族が申請し，実際の利用はケアマネジャーが作成するケアプランに従う．
- 患者・家族だけでなく，訪問主治医，ケアマネジャー，訪問看護師といった多職種との連携が重要である．
- 往診に特徴的な診療報酬項目には，往診料/在宅患者訪問診療料，在宅寝たきり患者処置指導管理料，重度褥瘡処置などがある．

1) 在宅医療の仕組み

A. 在宅医療を支える介護保険

　介護保険は，原則として65歳以上の高齢者で，介護の必要がある方が利用できる保険制度である．

　介護保険の利用は，本人または家族が自治体の窓口で申請をすることから始まる．

　介護保険の申請をすると自治体から審査員が出向き，本人の介護必要度を審査すると同時に，本人の主治医に主治医意見書を記載してもらい，主治医意見書の内容と審査員の審査結果をもとに介護認定が行われる．介護認定は，非該当から要支援1，2，要介護1～5で認定され，非該当の場合には介護保険を利用することはできないが，介護認定を受けると介護度によって利用できる金額が決まる．

　介護保険の利用は，ケアマネジャーにケアプランを作成してもらい，ケアプランに従って利用する．利用できるサービスは，訪問介護（ヘルパー派遣），訪問リハビリテーション，訪問看護のほか，介護用ベッドのレンタル，手すりの設置などの住宅改修まで多岐にわたる．

　外来通院している高齢者の診療においても，介護タクシーの利用，通院の付き添いなど，介護保険の利用が必要なことは多い．

B. 往診と訪問診療

　患家の求めに応じて診療に出向く場合は，「往診」となる．定期的に診療計画を立てて診療に出向く場合には，「訪問診療」となる．訪問診療は，一人の患者に対し，原則として一医療機関しか行えないので，訪問主治医のいる場合には，定期的に出向いても往診となる．平成30年の診療報酬改定で「在宅患者訪問診療料（1）2」が新設され，皮膚科往診の場合にも，褥瘡往診のように定期的に計画的に往診する必要のある場合には，在宅主治医の依頼のもとに訪問診療をすることができるようになった．具体的には，訪問主治医からの書面による皮膚科訪問診療

202

の依頼状が必要となる．依頼状は6ヵ月間有効で，6ヵ月を超えて訪問が必要な場合には，追加の依頼状を入手する必要がある．

C．他職種連携の重要性

実際の在宅診療では，他職種連携が重要となる．褥瘡の往診依頼から，往診，在宅での処置を例にとって考えてみる(図1)．

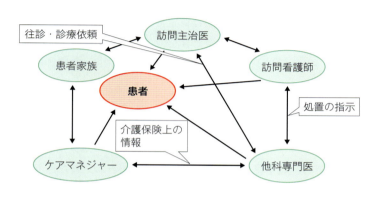

図1　他職種連携

a）往診依頼

往診依頼は，家族から電話で依頼されることもあれば，ケアマネジャー，訪問看護師，訪問主治医から依頼を受けることもある．訪問主治医のいる患者の場合には，基礎疾患の情報を得るためにも，訪問主治医からの診療情報または訪問依頼状を入手するほうがよい．介護保険を利用している患者の場合には，介護保険に関する情報（ケアマネジャーが誰か，訪問看護師の介入はあるのか，など）を入手しておいたほうがよい．

b）往診

往診は，患家の都合に合わせていくことになるが，往診後の処置について相談するために，家族，ケアマネジャー，または，訪問看護師同席のもとでの往診が理想的である．実際に診察して，褥瘡の治療方針を決めるが，毎日の処置が必要か，創傷被覆材の利用で，週2-3回の貼り替えでいいのか，だれが処置できるか，を同席した家族などと相談して決めていくことになる．大抵の場合は，訪問看護師の介入が必要になるので，ケアマネジャーに連絡して，介護保険で訪問看護師が介入できるか，医療保険の利用が必要かも相談する必要がある．また，褥瘡の場合には，褥瘡用マットのレンタルなど，在宅環境の整備も必要で，介護保険の利用をケアマネジャーと相談する必要がある．

c）外来通院患者の場合

外来通院患者の場合にも，往診患者と同様，自宅での処置についての配慮が必要で，家族が処置できない場合には，訪問看護師の介入を勧める必要がある．外来通院患者の場合には，介護保険を利用していないこともあるので，要介護状態を評価して，介護保険の利用が必要な場合には，介護保険の申請を勧めることも必要になる．

第Ⅵ章　在宅医療現場における皮膚科的対処の心得

2) 診療報酬算定

A．往診に特徴的な診療報酬項目

a）往診料/在宅患者訪問診療料

　往診した場合，初・再診料，往診料を算定できる．訪問診療の場合には，在宅患者訪問診療料（1）（または在宅患者訪問診療料（1）2）を算定できる（表1）．在宅患者訪問診療料には，再診料が含まれているので，再診料は算定できない．初診時は，必ず，往診となり，在宅患者訪問診療料は2回目以降にしか算定できない．在宅患者訪問診療料（1）2は，月1回しか算定できないので，月2回以上，計画的に訪問した場合には，2回目以降は往診料を算定することになる．

　往診/訪問診療で診療時間が1時間を超えた場合には，診療時間加算を算定できる．

b）在宅寝たきり患者処置指導管理料

　寝たきり，または準寝たきり状態の往診患者に対する処置指導を行った場合に，在宅寝たきり患者処置指導管理料を月1回，初診時から算定できる．寝たきり，準寝たきりの判断は，「障害老人の日常生活自立度」で，ランクJ（自立）以外の場合に該当する．

表1　算定例

個人宅往診患者に訪問主治医より依頼があり，初診で往診を開始した． 初診時の評価で訪問看護師の処置の指示を行い，ベッドの手配などケアマネジャーに診療情報提供した． 以後，計画的に2週間ごとくらいに訪問することになった．
①X年X月X日 　　　初診 　　　往診 　　　在宅患者寝たきり処置管理指導料 　　　重度褥瘡処置 　　　診療情報提供書（ケアマネジャーに対し） 　　　診療情報提供書（訪問看護師に対し） 　　　処方箋料
②X年X月Y日 　　　在宅患者訪問診療料（1）2 　　　重度褥瘡処置 　　　処方箋料
③X年Y月X日 　　　在宅患者訪問診療料（1）2 　　　在宅患者寝たきり処置管理指導料 　　　重度褥瘡処置 　　　処方箋料 　　　診療情報提供書（ケアマネジャーに対し） 　　　診療情報提供書（訪問看護師に対し）
④X年Y月Y日 　　　再診 　　　往診 　　　重度褥瘡処置 　　　処方箋料

在宅寝たきり患者処置指導管理料を算定した場合には，通常の処置料は当該管理料に含まれるため，軟膏処置，創傷処置は算定できない．重度褥瘡処置，いぼ等冷凍凝固法，鶏眼・胼胝処置は算定できる．

c）皮膚欠損用創傷被覆材のコスト

皮膚潰瘍に対し皮膚欠損用創傷被覆材を使用した場合，通常の外来と同様，最長3週間まで処置のコストとして算定できる．

在宅寝たきり患者処置指導管理料を算定している場合，重度褥瘡以外の創傷処置のコストは指導管理料に含まれているので，重度褥瘡以外に使用する創傷被覆材のコストは算定できない．

重度褥瘡に対しては，次回往診までの処置に必要な皮膚欠損用創傷被覆材を手渡し，または処方することができる．手渡しの場合には，処置ではなく，在宅の項目（14）で創傷被覆材のコストを算定する．院外処方で創傷被覆材のみ処方した場合には，処方箋料は算定できない．

d）訪問看護指示料

処置などのために訪問看護師を介入させる場合には，訪問看護指示書が必要である．すでに訪問主治医から訪問看護指示が出ている場合には，皮膚科からの指示書は不要となるが，診療情報などで，処置内容を指示する必要がある．訪問看護指示書を書いた場合には，月1回まで訪問看護指示料を算定できる．どの訪問看護ステーションから来てもらうか，週何回介護保険で訪問できるかは，患者のケアマネジャーと相談して決める．週4回以上の処置が必要な場合には，特別訪問看護指示書を書くことで，医療保険を利用して訪問してもらうことができる．特別訪問看護指示書を書いた場合には，特別訪問看護指示加算を算定できる．特別訪問看護指示は，原則として月1回まで，14日以内の期間で指示を出すことができるが，重度褥瘡の場合には，月2回まで指示が出せる．特別訪問看護指示書は，訪問看護指示書を書いている医療機関のみが発行することができるので，訪問主治医が訪問看護指示書を書いている場合には，特別訪問看護指示書も，訪問主治医に依頼して書いてもらう必要がある．

e）居宅療養管理指導（介護保険）

往診した場合に，介護保険で請求できるのは，居宅療養管理指導料のみである．ケアマネジャーに対する介護保険のプランに必要な診療情報が原則となっている．往診時の状況から，褥瘡患者のベッドを褥瘡用に替えたり，車いすのクッションを借りたり，訪問看護師を介入させたりする必要がある場合には，ケアマネジャーと連携を取る必要があり，そのための診療情報を文書で行った場合に，居宅療養管理指導料Ⅰを算定できる．一人の患者について，ひとつの医療機関しか算定できないので，訪問主治医のいる場合には，訪問主治医が算定しているため，算定することはできない（その場合には，ケアマネジャーに対する診療情報提供料を医療保険の方で算定する）．訪問主治医がいない場合には，ケアマネジャーに介護に必要な情報を書面で連絡することで算定できる．月2回まで算定できる．

居宅療養管理指導料には，ケアマネジャーに対する診療情報料のほか，薬局に対する診療情報料も含まれる．在宅では，処方薬の配薬・管理を行ってくれる薬局があり，訪問薬剤管理指導依頼書・情報提供書を書いて，配薬してもらう．

f）介護老人保健施設（老健）の扱い

老健入居者の往診・外来診療の場合には，初再診と診療情報以外はほとんど算定できない．

第VI章　在宅医療現場における皮膚科的対処の心得

手術に関しては算定できるが，鏡検などの検査料，処方箋料は算定できない．施設の方で，入居者の医療費・介護費用を一括で算定しているので，施設によっては，算定できない保険診療分のコストを自費請求で支払ってくれるところもあるが，施設の方針があるので往診開始時の契約によることになる．

付録 在宅診療に必要なスキンケア用品・用具，薬剤一覧

ここが大事！

■ 在宅皮膚科診療においても必要かつ十分，可能な限り最小限の医療材料を持参するとよい．

　在宅皮膚科医療を行ううえで，十分な医療を行うためには当然多数の医療器材や薬剤，衛生材料を持参するほうがよい．しかし，当たり前であるが持参できる物品には限界があり，必要不可欠な医療資源を絞って持参しなければならない．薬剤に関しては，院外処方などでも対応できるため，処置用としてその量はさほど多くなくとも事が足りる．本項では著者が所属する医療法人社団　廣仁会往診部において，訪問診療者に備えている用具，薬剤を一覧する（次ページ）．

付録 用品，用具，薬剤一覧

付録 在宅診療に必要なスキンケア用品・用具，薬剤一覧

1）処置用具
眼曲セット
ピンセット（有鉤）
ピンセット（無鉤）
ピンセット（リング）
ピンセット（刺抜き）
ゾンデ
ハサミ（曲）
ハサミ（直）
メス柄
メス刃（11番）
メス刃（15番）
エチロン 5-0
エチロン 4-0
皮膚生検用パンチ　No3
皮膚生検用パンチ　No4
皮膚生検用パンチ　No5
皮膚生検用パンチ　No8
プロリール　75mm × 200mm
プロリール　150mm × 200mm
インジケーターテープ
ブレードリムーバー
軟膏壺　10g
軟膏壺　20g
軟膏壺　22g
面皰圧子
鋭匙（03）
鋭匙（06）
注射器
爪切り
爪切りニッパー
眼直
爪やすり
ペアン
コッフェル

2）薬剤
1％ナジフロキサシンクリーム
1％ナジフロキサシン軟膏
1％ナジフロキサシンローション
3％ブクラデシンナトリウム軟膏
0.033％ジメチルイソプロピル
　アズレン軟膏
1％ネチコナゾール塩酸塩軟膏
3％ビダラビン軟膏
0.05％ベタメタゾン酪酸エステ
　ルプロピオン酸エステル軟膏
0.05％ベタメタゾン酪酸エステ
　ルプロピオン酸エステルロー
　ション
0.1％ゲンタマイシン硫酸塩軟膏
10％クロタミトンクリーム
25 μg/g マキサカルシトール軟
　膏
0.25％トレチノイントコフェリ
　ゾル軟膏
0.9％ヨウ素軟膏
20％尿素クリーム
1％スルファジアジン銀クリーム
0.05％ジフロラゾン酢酸エステ
　ル軟膏

5％フェノトリンローション
0.05％クロベタゾールプロピオ
　ン酸エステル軟膏
0.05％クロベタゾールプロピオ
　ン酸エステルローション
2％ケトコナゾールクリーム
2％ケトコナゾールローション
0.1％吉草コルトロン吉草酸
　エステルクリーム
フラジオマイシン硫酸塩・メチ
　ルプレドニゾロン軟膏
0.05％クロベタゾン酪酸エステ
　ル軟膏
0.05％クロベタゾン酪酸エステ
　ルクリーム
バシトラシン・フラジオマイシ
　ン硫酸塩軟膏
0.3％ヘパリン類似物質軟膏
0.3％ヘパリン類似物質ローショ
　ン
トラフェルミンスプレー
2％フシジン酸ナトリウム軟膏
0.003％．アルプロスタジルアル
　ファデクス軟膏
白色ワセリン
0.1％デキサメタゾンプロピオン
　酸エステル軟膏
0.1％デキサメタゾンプロピオン
　酸エステルローション
1％ブテナフィン塩酸塩クリーム
1％ブテナフィン塩酸塩スロー
　ション
精製白糖・ポビドンヨード軟膏
1％ルリコナゾールクリーム
1％ルリコナゾール液
0.3％プレドニゾロン吉草酸エス
　テル酢酸エステル軟膏
0.3％プレドニゾロン吉草酸エス
　テル酢酸エステルローション
0.12％ベタメタゾン吉草酸エス
　テル・ゲンタマイシン硫酸塩
　軟膏
0.1％トリアムシノロンアセトニ
　ド軟膏
0.1％．ヒドロコルチゾン酪酸エ
　ステル軟膏
1％アドレナリン入りリドカイン
　塩酸塩注射液
スワブステックポビドンヨード
　L
スワブステックポビドンヨード
　M
生理食塩水（100mL）
オリブ油

3）衛生材料・その他
オプサイトクイックロール
　10cm × 12m
オプサイトクイックロール
　5cm × 12m
エラテックス　5cm × 5m
クロスポア　7.5cm × 9m
クロスポア　5cm × 9m
クロスポア　2.5cm × 9m
カブレステープ U
滅菌尺角ガーゼ 8 ツ折り
ハーフガーゼ
ハイディアー
メロリン未滅菌
エスアイエイド　10cm × 10cm
アルファーゼ
Q タイ（S）
Q タイ（M）
Q タイ（L）
ブレスネット（1）
ブレスネット（1.5）
ブレスネット（2）
ブレスネット（3）
ブレスネット（4）
ブレスネット（5）
ブレスネット（6）
バンノー指キャップ
ハイドロサイト　プラス 10cm
　× 10cm
ハイドロサイト　ジェントル銀
　（7.5）
ハイドロサイト　ジェントル銀
　10cm × 10cm
ハイドロサイト　ジェントル銀
　（12.5）
デュオアクティブ ET　10cm ×
　10cm
デュオアクティブ CGF　10cm
　× 10cm
アルジサイト銀　5cm × 5cm
プラスチック手袋粉無　XL
プロソフト　PS17S
プロソフト　PS25S
ハイブリットグローブさくら（S）
ハイブリットグローブさくら（M）
ハイブリットグローブさくら（L）
スタンダード PVC ライト　PF
　（L）
サージカルマスク
カバーグラス
スライドグラス　水切放
舌圧子
酒精綿　K-S
アルウェッティ one-E
局所洗浄用ノズル
ヌプロセーフタッチ　22G
ニプロ注射針　18G
ニプロ注射針　23G
ニプロ注射針　26G

トップシリンジ　2.5cc
トップシリンジ　10cc
トップシリンジ　20cc
ブリードレープ（テープ付）
サンコーオペックス

4）救急用セット
ニフェジピン錠　10mg
アトロピン硫酸塩注射液　0.5mg
レセルピン注射液　0.5mg
エチレフリン塩酸塩注射液　10mg
ジアゼパム注射液　10mg
ヒドロコルチゾンコハク酸エ
　ステルナトリウム注射液
　500mg
アミノフィリン注射液　250mg
アドレナリン注射液　1mg
d- クロルフェニラミンマレイン
　酸塩注射液　5mg

5）その他
光学顕微鏡
電気メス
20％水酸化カリウム溶液
ティッシュペーパー
筆記用具
電卓

索引

欧文索引

A

actinic keratosis（AK）　4, 95
actinic keratosis, Bowenoid タイプ（AKB）　4
active sweat gland ratio（ASG）　27
age-associated dermal microenvironment　16
ANCA 関連血管炎　100
atopic dermatitis（AD）　64
AURORA®　8

B

basal cell carcinoma（BCC）　95
Beauty Explorer®　8
Bowen 病　4
BPDAI（Bullous Pemphigoid Disease Area Index）　91
bullous pemphigoid（BP）　91

C

chemical leukoderma　105
chronic venous disease（CVD）　110
chronic venous insufficiency（CVI）　110
Cutibacterium acnes　24
cutis rhomboidalis nuchae　2
cysteine-rich protein 61（CCN1）　10, 16

D

deck-chair sign　77
Dennie-Morgan fold　68
DPP-4 阻害薬　93
drug rash with eosinophilia and systemic symptoms（DRESS）　76
drug-induced hypersensitivity syndrome（DIHS）　76, 84
drug-induced lymphocyte stimulation test（DLST）　84

F

Favre-Racouchot 症候群　2, 188
Fitzpatrick 分類　2
fold　16

G

Glogau 光老化分類　2
Gottron's sign　181

H

H₂ 受容体拮抗薬　38
Hertoghe sign　68

I

incontinence-associated dermatitis（IAD）　55, 189

L

lentigo maligna（LM）　95
lentigo maligna melanoma（LMM）　95
Leser-Trelát syndrome　180
lichen planus-like keratosis（LPLK）　96
Ludwig 分類　149

M

Martorell 潰瘍　113
matrix metalloproteinase（MMP）　10, 15
mechanical tension　15
microbiome　29
mitogen-activated protein（MAP）　15

O

oxytalan fiber　17

P

palmoplantar hyperlinearity　122
palpable purpura　101
pattern hair loss（PHL）　149

R

retaining ligament　7

S

sagging　17
senescent alopecia　21
senile lentigo（SL）　95
Sézary 症候群　73, 77
solar lentigo　95

索 引

Stevens-Johnson 症候群（SJS）　76, 83
superficial muscular aponeurotic system（SMAS）　7
sweat output per gland（SGO）　27

T
Texas 分類　167
TGF-β　15
Th2 反応　65
tissue inhibitor of metalloproteinase（TIMP）-1　16
toxic epidermal necrolysis（TEN）　76, 83
transepidermal water loss（TEWL）　8, 61
Treg　80
Tyson 腺　24

V
Varicella-zoster virus（VZV）　158
VISIA Evolution®　8

W
Wound, Ostomy and Continence（WOC）　56
wrinkle　16

和文索引

あ
亜鉛欠乏　174
赤鬼様顔貌　69
悪性黒子　95
悪性黒子型黒色腫　95
アトピー性皮膚炎　64, 74, 107, 122
アンドロゲン　25

い
イミキモド　5
陰嚢被角血管腫　117

う
薄毛　21, 150
うっ滞性皮膚炎　109

え
エンド・オブ・ライフケア　55

お
大藤病　77
おむつかぶれ　162
おむつ皮膚炎　123, 162

か
外因性老化　15
疥癬　146
外用療法　42
化学物質誘発白斑　105
角化型疥癬　147
角層水分量　8, 13
角層透過性バリア機能　12
下肢うっ滞　131
下腿潰瘍　131
貨幣状湿疹　69, 71
カルシフィラキシス　172
加齢性皮膚変化　6
カンジダ症　123
乾癬性紅皮症　74, 76
乾燥性湿疹　69
乾燥肌　58, 122
陥入爪　140
顔面表在性筋膜　7

き
機械的張力　15
刻まれ皺　6
基底細胞癌　95
肌理　8
丘疹-紅皮症症候群　77
共焦点レーザー顕微鏡検査　9
菌状息肉症　77, 107

く
くすみ　7
クリオグロブリン血症性血管炎　101

け
鶏眼　136, 143
経皮水分喪失量　8
血管腫　115
ケラチノサイト　19

こ
抗 PD-1 抗体関連白斑　106
抗ウイルス薬　36
高 γ グロブリン血症性紫斑　101
抗菌バリア機能　13
抗菌薬　35
口腔内崩壊錠　40
膠原線維の加齢変化　16

光線角化症　3,95
光線過敏症　86
紅皮症　71,73
抗ヒスタミン薬　36,38
項部菱形皮膚　2
黒色表皮腫　180
骨折　38
ゴットロン徴候　181
コルネオデスモソーム　13
コレステロール塞栓　172

さ
在宅皮膚科診療　186
さざなみ様色素沈着　69
サルコペニア　51

し
自家感作性皮膚炎　71
色素斑　8
自己免疫性水疱症　91
舌なめずり皮膚炎　68
失禁関連皮膚障害　55
紫斑　99
しみ　7
周辺帯　13
手掌蹠亢進　67
脂溶性薬物　35
静脈湖　118
静脈瘤　110
褥瘡ケア　128
女性型脱毛症　22,149
白髪　22
脂漏性角化症　152
皺　6,16
尋常性乾癬　107
尋常性魚鱗癬　66
尋常性白斑　104
真皮樹状細胞　20
真皮の老化　15
診療報酬算定　202

す
水痘・帯状疱疹ウイルス　158
水疱性類天疱瘡　91
水溶性薬物　35
スキン-テア　188
ズック靴皮膚炎　68
ステロイド　38

せ
成人T細胞白血病/リンパ腫　77
生理活性　34
摂食・嚥下障害　54
先天性皮膚弛緩症　17
せん妄　38

そ
爪甲肥厚　139
足底角化症　136

た
ターンオーバー　62
帯状疱疹　158
多形紅斑　83
脱色素性疾患　103
たるみ　7,17
男性型脱毛症　22,149
弾力線維の加齢変化　16

ち
中毒性表皮壊死症　76,83
ちりめん皺　6

つ
爪疥癬　148
爪白癬　136,139

て
低栄養状態　174
手湿疹　69
デニー・モーガン皺　68
デルマドローム　179
転倒　38
天然保湿因子　13,61

と
透析アミロイドーシス　173
透析患者　171
透析皮膚瘙痒症　171
糖尿病性潰瘍　166
ドライスキン　8,58

な
内因性老化　15
内服チャレンジテスト　85

索 引

に
日常生活の指導　51
日光角化症　3, 155
日光黒子　95

の
能動汗腺　27

は
白色皮膚描記法　69
白斑　103
播種状紅斑　83
発汗　27
パッチテスト　84
バリア機能　11
反応性穿孔性膠原線維症　173

ひ
皮下組織支持靱帯　7
光老化　2
肥厚爪　136
皮脂　24
皮脂欠乏症　60
皮脂欠乏性湿疹　69
皮脂腺　24
ヒゼンダニ　146
襞　16
ビタミン欠乏　176
皮表 pH　8
皮表脂質量　8
皮膚画像解析システム　8
皮膚筋炎　180
皮膚外科　47
皮膚細菌叢　29
皮膚瘙痒症　125
皮膚バリア　58, 65
皮膚免疫　19
肥満細胞　20
頻尿　38

ふ
フィラグリン　13
フィラグリン遺伝子変異　58, 64, 122
フットケア　135
フレイル　51

へ
ヘリオトロープ疹　181
ヘルトゲ徴候　68
胼胝　136, 143
扁平苔癬様角化症　96

ほ
ポリファーマシー　45

ま
マイクロバイオーム　29
マイボーム腺　24
巻き爪　137, 140
マクロファージ　20
マットレス　187
慢性色素性紫斑　102
慢性静脈不全　110

め
メラノーマ　142
メラノーマ関連白斑　107
面皰　25

も
毛孔　8
毛孔性紅色粃糠疹　77
毛包上皮幹細胞　21

や
薬剤性過敏症症候群　76, 84
薬剤性光線過敏症　87
薬疹　74, 76, 79

ゆ
油水分配係数　35

ら
ランゲルハンス細胞　19

れ
レジデントメモリー T 細胞　19

ろ
老化　2
老化関連微小環境　16
老人性乾皮症　61, 69
老人性血管腫　118

212

老人性色素斑　95
老人性紫斑　100
老人性白斑　105
老年症候群　51

老年性脱毛症　21
ロコモティブシンドローム　51
ロボスキンアナライザー®　8

ここが大事！ 高齢者皮膚診療のコツとピットフォール

2019 年 6 月 20 日　　発行	編集者　戸倉新樹, 秋山真志
	発行者　小立鉦彦
	発行所　株式会社 南 江 堂
	〒113-8410　東京都文京区本郷三丁目 42 番 6 号
	☎（出版）03-3811-7236　（営業）03-3811-7239
	ホームページ　https://www.nankodo.co.jp/
	印刷・製本 日経印刷
	装丁 渡邊真介

Skin Care for Elderly Patients
© Nankodo Co., Ltd., 2019

定価はカバーに表示してあります.
落丁・乱丁の場合はお取り替えいたします.
ご意見・お問い合わせはホームページまでお寄せください.

Printed and Bound in Japan
ISBN978-4-524-24935-0

本書の無断複写を禁じます.

JCOPY 〈出版者著作権管理機構 委託出版物〉

本書の無断複写は, 著作権法上での例外を除き禁じられています. 複写される場合は, そのつど事前に, 出版者著作権管理機構（TEL 03-5244-5088, FAX 03-5244-5089, e-mail: info@jcopy.or.jp）の許諾を得てください.

本書をスキャン, デジタルデータ化するなどの複製を無許諾で行う行為は, 著作権法上での限られた例外（「私的使用のための複製」など）を除き禁じられています. 大学, 病院, 企業などにおいて, 内部的に業務上使用する目的で上記の行為を行うことは私的使用には該当せず違法です. また私的使用のためであっても, 代行業者等の第三者に依頼して上記の行為を行うことは違法です.

アレルギーのメカニズムや治療薬の作用機序、最新の知見や動向も解説した、
濃く、新しく、実地診療に役立つ一冊。

編集
戸倉新樹　藤本学　椛島健治

臨床力がアップする！

皮膚免疫アレルギーハンドブック

Handbook of Cutaneous Immunology and Allergy

皮膚アレルギーの分野は，免疫学の進歩により急速に病態の解明が進んでいる．生物学的製剤や免疫チェックポイント阻害薬の臨床使用により，新知見も見いだされるなど，近年の発展は目覚ましく，臨床医にとって免疫学的な知識をアップデートする必要性が高まっている．アレルギーのメカニズムや治療薬の作用機序，最新の知見や動向も解説した，濃く，新しく，実地診療に役立つ一冊．

■B5 判・394 頁　2018.11.　ISBN978-4-524-24276-4　定価（本体 12,000 円＋税）

南江堂　〒 113-8410 東京都文京区本郷三丁目 42-6（営業）TEL 03-3811-7239 FAX 03-3811-7230